MATERNAR
MATERNANT-ME

MATERNAR MATERNANT-ME

Com acompanyar l'essència de la maternitat

Maria Beltrán

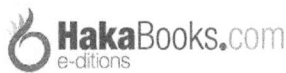

TÍTOL: *Maternar maternant-me*
  Com acompanyar l'essència de la maternitat

AUTORA: *Maria Beltrán ©, 2019*

COMPOSICIÓ: *HakaBooks - Optima, cos 13*
DISENY I FOTOGRAFIA DE LA COBERTA: *Hakabooks©*
FOTOGRAFIA COBERTA: Facilitada per la autora©
IL·LUSTRACIONS: *Maria Beltrán*
TRADUCCIÓ: *Cecilia Beltrán Ruiz*

HAKABOOKS
08204 Sabadell - Barcelona
☎ *+34 680 457 788*
🏠 *www.hakabooks.com*
✉ *editor@hakabooks.com*
❓ *Hakabooks*

Queden prohibits, dins dels límits establerts per la llei i sota les disposicions legalment previstes, la reproducció total o parcial d'aquesta obra per qualsevol mitjà o procediment, ja sigui electrònic o mecànic, el tractament informàtic, el lloguer o qualsevol forma de cessió d' l'obra sense autorització escrita dels titulars del copyright.
Tots els drets reservats.

Dedico aquest llibre

A tu Laia
Dona d'aigua i lluna, petita espurna de sol.
A tu June
Dona de foc i terrra, llum càlida del matí.
A tu Mikel
Per la teva grandesa d'ànima, per la teva presència incondicional.
Gràcies per fer del nostre amor un privilegi tan fàcil.

ÍNDEX

Introducció	11
1. La preparació a la maternitat. Donar la benvinguda, acollir	17
2. Embaràs, procés de gestació, realitat emocional i consciència personal	29
- Les tres capes embrionàries en conjunció amb el procés de l'embaràs	34
- Primer trimestre de l'embaràs	39
- Segon trimestre de l'embaràs	46
- Tercer trimestre de l'embaràs	51
3. El concepte de trànsit. Paral·lelisme amb els trànsits de la nostra vida	55
- Estils de transició	62
- Interferències a la transició	71
- De la interferència al recurs	73
4. Matrius perinatals i ressonància psicològica	107
- Matrius perinatals i preparació a la maternitat	118
5. Maternitat i estructura de caràcter	137

6. Mares i nadons després d'un part difícil   217
   - Ressentir i renéixer. L'experiència de reparació. Abordament psicoterapèutic després de naixements difícils   221

Epíleg   233
Testimonis   235
Bibliografia   239
Annex   247

"En aquest llibre han estat utilitzats aleatòriament els termes masculí i femení per a fer referència al fill i a la filla i al nen i a la nena en el procés de gestació"

INTRODUCCIÓ

Aquest llibre és un trosset de mi, una expressió sincera dels racons de la meva ànima, així com del sentir de moltes dones a les quals he acompanyat i a les quals dec les paraules que m'han inspirat per a redactar-lo.

És un cant a l'amor i a l'empoderament de la dona, és un intent de recuperar l'essència que ens va ser robada, és també un reapropiar-nos de la nostra força, dels nostres parts, del nostre sentir com a dones i com a tribu, com a part de la mare terra que som.

En aquest escrit he intentat plasmar un viatge d'acompanyament a la maternitat conscient. Des dels llocs més foscos del procés de gestació i part, fins a la llum i els recursos més poderosos que habiten en nosaltres.

Em sento molt agraïda per totes aquelles mares que han confiat en mi, per acompanyar-les en el privilegi que suposa la maternitat. Ha estat un regal viure de prop totes i cadascuna de les vostres experiències, per això, aquest llibre també us pertany, com a part d'ell que sou.

En el transcurs de la meva vida, amb les seves llums i les seves ombres, puc dir que l'experiència més intensa i profunda que he experimentat ha estat la de la maternitat. Amb ella he fet i continuo fent el meu treball més gran de creixement personal i d'humilitat. Aquesta és una aventura per a la qual mai estàs preparada del tot i de la qual mai se surt airosa, perquè sempre et quedes al descobert, tenint una oportunitat rere una altra per a encarar les teves pròpies vulnerabilitats. Aquesta nuesa em fa sentir més forta, perquè m'obliga a conèixer els meus punts febles. També m'ajuda a explorar-me en els meus recursos, en un ball divertit entre el joc, la sorpresa i l'admiració de veure créixer a dos éssers meravellosos.

La decisió d'escriure aquest llibre va succeir ara fa tretze anys, després del traumàtic naixement de la meva primera filla, per al qual no estava preparada i en el qual em vaig debatre una estona entre quedar-me a la terra o fugir d'ella. El fet de pensar a sostenir la meva filla, alletar-la i estimar-la va ser com una àncora que em va retornar el sentit i, posteriorment, el desig d´acompanyar a d´altres dones en el trànsit de donar a llum amb consciència i amb treball personal. A partir d'aquest moment i, després de la vivència d'un segon part respectuós i conscient, vaig començar a indagar i a investigar sobre el que aquí presento.

No ha estat un camí fàcil, perquè la voràgine de la vida amb totes les seves demandes ha fet que en nombroses ocasions l´escriptura es quedés en un segon pla. Però malgrat les interferències, sempre s'acaba donant a llum i cal confiar incondicionalment en això.

L'embarbussament del títol vol posar en relleu dos conceptes que, des del meu punt de vista, no poden anar separats: el fet de cuidar sense cuidar-nos, d´acompanyar sense acompanyar-nos i d'estimar sense estimar-nos és una tasca del tot impossible i insostenible, especialment a la maternitat que, com ja he expressat, ens deixa despullades enmig de la nostra història personal, així com exposades a un munt de material que espera ser cuidat i reparat, per tal de poder sostenir a una persona que requereix de la nostra presència per a satisfer les seves necessitats.

Vull agrair profundament el suport de les grans dones de la meva vida, que d'una manera o d'una altra m'han ajudat a maternar, maternant-me.

En primer lloc, a tu mamà, perquè la teva mirada, el teu respecte i el teu amor han fet de les meves empremtes un lloc càlid i afable, des del qual acompanyar a d'altres persones en la meva vocació com a psicoterapeuta.

A tu Mima, (la meva àvia), perquè tot i que que fa molts anys que te'n vas anar, encara batega amb força en el meu cor el teu llegat de gran mare sostenidora. Gràcies per no partir fins a veure néixer la teva néta i sostenir-la en la teva abraçada.

A Ana Gimeno-Bayón, la meva mare terapèutica, dona plena de força i creativitat, pel llegat de la PIH (junt amb en Ramón Rosal) i per saber convertir tants moments difícils de la meva vida en un ventall de recursos.

A María del Mar Cegarra Cervantes, per ser font d'inspiració i de dolçor i per obrir-me les portes a nous horitzons dins del món de la psicoteràpia.

A María Inés Gómez i Montse Baró, germanes d'ànima i companyes de viatge. Gràcies per dedicar les vostres hores, el vostre afecte i la vostra paciència en la creació d'aquest llibre i d'altres moments de maternatje.

I a la meva tribu de dones, amigues, germanes i guerreres, que estan a la nit fosca de l'ànima i al cant alegre del matí.

Per un sí a la vida, per un món ple de llum i d'esperança i per un feliç acompanyament a l'essència de la maternitat.

Semilla de vida que habitas en mi cuerpo

Creciendo nueve lunas en la cueva interior del amor.

Mis aguas te acunan, te abraza mi ser,

te espero muy pronto al otro lado de la piel.

Fragment de la cançó **"Al otro lado de la piel"**
de Tanit Navarro

I

LA PREPARACIÓ A LA MATERNITAT. DONAR LA BENVINGUDA, ACOLLIR.

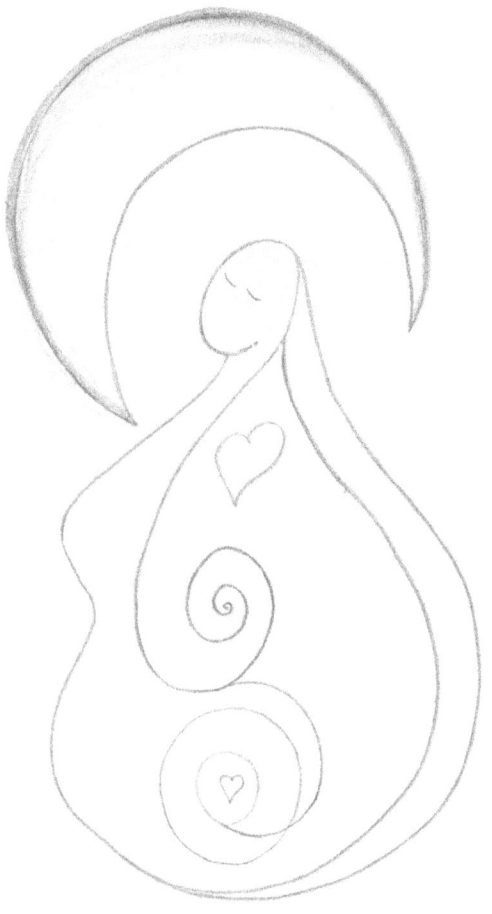

Quan apareix el desig de ser mare, bona part de nosaltres no s´ha plantejat què significa aquest concepte exactament, a què ens estem encarant i com ens prepararem per a tal aventura. Tenim el registre del que això ha estat i ha significat en relació a nosaltres mateixes (com la nostra mare va complir amb aquesta missió d'una manera més o menys exitosa), i dels preceptes apresos socialment, aquells que observem al carrer i orgullosament ens atrevim a jutjar: "mira com crida al nen", "fixa't que gran que és la criatura i encara està mamant", "aquests s'asseuen al banc i deixen a la nena pel terra del parc embrutant-se", "jo mai deixaria que el meu fill pegués a un altre nen"...

La maternitat és una esfera àmplia, plena d'obstacles així com d'oportunitats, la maternitat és creixement i desenvolupament personal, és tal com encunya Gutman, L. (2013, *La maternidad y el encuentro con la propia sombra*. B.A, Argentina. Ed. Nuevo extremo). La trobada amb la pròpia ombra, i jo afegiria que també és la trobada profunda amb la pròpia llum. El procés d'acompanyar a un éser abans, durant i després de la seva gestació és un acte d'amor incondicional, per al qual rarament ens preparen i que, sens dubte, influirà en les fortaleses i febleses d'una nova persona, que dependrà de nosaltres durant un llarg període de temps.

Encara que avui dia el concepte de preparació al part ja està àmpliament explotat, i podem trobar en centenars de llocs on anar a nedar, a surar, a fer ioga per a embarassades, a seguir pas a pas cada setmana de l'embaràs, així com poder visionar algun part bonic i ràpid que ens deixi emocionades i confiades, molt poques vegades entra en els nostres esquemes el fet que preparar-se per a tal aventura, implica ser conscients abans de la concepció.

Acollir des de les nostres entranyes el desig de la maternitat i obrir la porta de la nostra casa interna per a gestar al llarg de nou llunes a un nou ésser: aquest és el primer acte d'amor cap a la nostra filla.

Moltes vegades, observo amb inquietud dones que vénen a la consulta i m'expliquen que no van saber del seu embaràs fins passats dos o tres mesos després de la concepció; per descomptat el fetus sempre té sustent físic, però quan no hi ha consciència, no és possible el sustent emocional, aquell que li dóna existència al fetus, simplement pel fet de saber-lo a dins teu. És el mateix que passa durant la infància, quan la nena et repeteix una vegada i una altra "mira mamà, mira mamà" i quan tu la mires, ella se sent emocionadament viva i màgicament encarna el seu cos empoderant-se i, alhora, definint el seu "jo" dient "sóc important per a la persona més important". I cito aquí a Winnicott, D. (1998, *Los bebés y sus madres*), quan diu "és un divertit joc amagar-se i un desastre no ser trobat".

La mirada ens dóna existència i seguretat: la primera mirada que fem a la nostra filla no és amb els ulls físics, és amb els nostres ulls interns, aquells que donen calor i suport, aquells que li diuen que és benvinguda i que la imaginen surant com una llentia, com un pèsol, com un cigró o d'altres múltiples formes d'hortalissa o de llegum que ens inventem, per donar imatge i grandària real al nadó en gestació dins del nostre úter.

El viatge a la maternitat s'inicia aquí, en la capacitat per imaginar i confiar, per atendre des del subtil, per fer un pont entre el món intern i el món extern, per sentir l'amor sense necessitat de sentir des de la perspectiva física i, també, en el desig d'un aterratge exitós a la casa uterina, acuradament preparada durant tota la nostra vida per a aquest moment.

Zink, L. (2016, *Comunicación oral*), psicoterapeuta brasilera, diu en termes psicològics que: "la formació del caràcter s'inicia en el moment en el qual la mare té consciència d'estar embarassada, perquè aquest és el moment en el qual el nadó rep tota la càrrega del propi caràcter de la mare i, alhora, totes les expectatives d'aquesta: "serà metge", " em traurà de la depressió", "serà la solució del meu matrimoni", "li donarà sentit a la meva vida" "serà, serà... això que jo tant necessito i que tant calmarà la meva necessitat".

I aquí és on ens topem amb un altre obstacle de la preparació a la maternitat, la renúncia a les pòpies expectatives: aquest és el segon acte d'amor. Rosal, R. (2002. *El poder psicoterapéutico de la actividad imaginaria y su fundamentación científica*), va destacar en les seves recerques la importància del treball amb imatges, així com de la fantasia en el treball psicoterapèutic, explicant la rellevància de l'hemisferi dret com a generador d' *insights,* que afavorien el canvi significatiu en el pacient.

D'entre les seves recerques destaquen les múltiples utilitats d'aquestes tècniques per a l'abordament de diferents problemes psicològics i, fins i tot, per al tractament i sanació de problemes físics. Encunyo aquí també les aportacions de la clínica *Simonton Cancer Center* (Califòrnia), en les quals s'inclouen la visualització com a part del tractament dels pacients oncològics.

Tal i com serà descrit al llarg d'aquest llibre, les visualitzacions formen part d'un gran recurs per a la preparació conscient de la gestació, concepció i posterior infantament, per així brindar la possibilitat de crear, juntament amb la disposició física, un ambient segur. Això, vist des de la perspectiva de la mare, implica el sentiment de ser coautora del procés que es desenvoluparà en el seu cos, tant intern com extern.

Durant la cerca de la concepció, que pot allargar-se molts mesos, les visualitzacions permeten fer un acompanyament conscient d'entrega cap a la vida. Per una altra part, ens ajuden a sostenir el tercer acte d'amor: la paciència, virtut que haurem d'atendre i cuidar durant tot el procés.

L'arribada de la nostra filla a la seva primera casa és incerta i, al mateix temps, inquietant. No depèn de la nostra voluntat i escapa del nostre control. És un exercici de confiança i rendició cap a la vida, és també una oportunitat de deixar enrere aquells patrons que ens lliguen a la lògica i a allò que és predictible, a la rigidesa, al vessant masculí i, a la vegada, ens permet despullar-nos davant el no temps, al vessant femení, la calma i el que és sagrat del misteri de la vida.

Considero que la paciència és un acte d'amor vers les nostres filles perquè les allibera de pressions i ens permet respectar el seu ritme, aquest ritme que tantes vegades veiem pertorbat a les nostres vides: perquè a tal hora hem d'estar treballant, perquè ara no hi ha temps de..., perquè he de donar un resposta ràpida a tal requeriment, perquè tinc una setmana de vacances i no més, perquè el rellotge governa les nostres vides i no ens deixa espai per a indagar com és el nostre propi ritme intern i la nostra pulsació genuïna.

Arribats a aquest punt, ens adonem que com a mares conscients, abans d'estar embarassades, ja hem fet tres regals incondicionals a les nostres filles: acollir des del nostre espai intern i sagrat la possibilitat i el desig d'embaràs, renunciar a les expectatives i incorporar la paciència com a aliada en el respecte cap a les peculiaritats del ritme del nostre nadó.

Ara parlem del nostre úter, òrgan reproductor exclusivament femení, muscular i buit, que se situa en la pelvis, entre la bufeta i el recte. En ell es produeix la gestació i la seva forma és arrodonida i triangular. El cos de l'úter, que és la part més àmplia, d'uns cinc centímetres, des de la qual s'estenen les trompes de Fal·lopi a banda i banda, és la cavitat on es desenvolupa la gestació.

L'úter se sosté pel diafragma pèlvic, aquest el manté en la seva ubicació i l'ajuda al seu bon funcionament. Quan sentim la paraula diafragma, ens enrecordem del diafragma respiratori, el múscul extens que se situa entre les cavitats pectoral i abdominal i el qual ajuda, a través de la contracció i l'expansió, a la pulsació respiratòria. Sabem també, tal i com Boadella, D. (1993, *Corrientes de vida*.) va descriure àmpliament, que la funció respiratòria està íntimament lligada a la regulació emocional. D'aquesta manera, el nostre diafragma afavorirà la relaxació de les nostres vísceres, la generació de respiracions més o menys profundes i la regulació del flux de les nostres emocions. Aquestes emocions podran processar-se d'una manera més conscient i compassar la realitat somàtica amb el nostre món intern.

Els esdeveniments que ens impacten emocionalment bloquegen el nostre diafragma, fins al punt de poder perpetuar aquest bloqueig quan les interrupcions es repeteixen i es cronifiquen, comprometent així la nostra respiració.

Quan això passa, la nostra respiració es pot veure reduïda, a la vegada que disminueix la nostra capacitat pulmonar (aquest és el cas d'un tipus de respiració anomenada nascuda i no nascuda, pròpia de les estructures de caràcter esquizoides, (Reich, W. 1997, *Análisis del carácter*) o fer-se amb els músculs tibants, o bé, tornar-se descompassada, com és el cas de la respiració paradoxal. Tots els nostres diafragmes (el cos humà en té tres: cervical, toràcic i pèlvic) compleixen una funció reguladora que es basa en la pulsació (contracció-expansió). Les interrupcions d'aquest flux generen un bloqueig d'aquests sistemes musculars que afecten les fascies i les vísceres contigües, les quals estan íntimament lligades amb la nostra realitat emocional.

El diafragma pèlvic incideix en el nostre úter i viceversa també. És a dir, podem ajudar a la relaxació a través d'una bona regulació del diafragma pèlvic, fent ús de la respiració i del moviment amb consciència d'aquesta part del nostre cos. De la mateixa manera, totes les experiències traumàtiques esdevingudes en aquest òrgan: cesàries, intervencions, avortaments..., afectaran la salut (física i emocional) del mateix i a la capacitat del diafragma pèlvic de regular la pulsació respiratòria sense bloquejar-se.

Podríem dir que l'úter és un òrgan amb gran memòria emocional, també és l'òrgan més gran del cos humà (a excepció de la pell i en el moment de l'embaràs), el qual recorda i empremta tot el que hi succeeix en el seu interior. Està subjecte a canvis cíclics, irrigats i acaronats per un ball d'hormones que li donen un aspecte diferent a cada setmana del mes. Acompanya els canvis emocionals que transitem cíclicament al costat de la lluna, i també acull vida, i cada nova vida porta amb sí mateixa una realitat emocional diferent, una vivència d'embaràs diferent i un aprenentatge peculiar, únic i irrepetible.

He acompanyat a dones que tenien un record tan traumàtic del seu anterior embaràs: perquè van pasar molta por, perquè el part no va anar bé, perquè no volien al nadó, perquè va ser una època molt difícil i van passar el dol d'un ésser estimat mentre gestaven...que la idea de quedar-se embarassades novament els genera angoixa i rebuig.

Hi ha dones que, quan visualitzen el seu úter senten un gran desassossec, perquè el veuen com un lloc inquietant, poc segur o lligat a records que prefereixen no tenir presents, com per exemple una agressió o d'altres tipus d'invasió o abús.

I per descomptat també hi ha dones que tenen associats a aquest òrgan records preciosos i gratificants i compten amb una memòria uterina positiva i preparada per a gestar novament.

Per tant dins l'úter acollim moltes memòries, més de les que aquí hem comentat: la meva menàrquia, la meva primera relació sexual, aquell amant fantàstic que vaig conèixer...i no totes van ser agradables. Però fins i tot guardem en ell memòries que són més inconscients. Posem un exemple: si imaginem un embaràs, la criatura que creix dins de nosaltres es gesta a partir d'un òvul que ja va estar en el ventre de la seva àvia, vivint i impregnant-se de tot el que en aquell ambient transcorria i, com una bona manera de transmetre des del més subtil aquest llaç familiar del clan i de la pertinença, com un llegat epigenètic que es transmet en silenci de generació en generació.

Des del meu punt de vista, la preparació a la maternitat també passa pel repàs, consciència i reparació de totes aquestes memòries, com un recurs de creixement, com una oportunitat de sanació i, com ja va ser esmentat, un acte d'amor cap a la nostra filla.

Visualització de preparació uterina.
Generar espai, sanar i transformar.

Col·loca't en una postura còmoda, preferiblement asseguda i amb les cames plegades, reproduint la postura de lotus o del sastre. Deixa la teva esquena recta però sense tensió, pots recolzar-te si així ho desitges i si això t'ajuda a relaxar la postura.

Respira profundament i imagina que en cada exhalació deixes anar més i més tensió acumulada, com si poguessis anar alliberant el teu espai intern de tot allò que t'ocupa i et preocupa.

Deixa que la teva respiració et porti cap al més profund de tu mateixa, prenent consciència del teu cor, del seu batec i de la vibració rítmica que produeix en tot el teu cos. Imagina que aquesta vibració reverbera més enllà de tu, més enllà de les fronteres de la pell, generant una espècie d'aura que t'embolcalla i et protegeix.

Porta ara la teva atenció al teu úter, viatja fins a l'interior d'aquest òrgan i deixa't passejar dins d'ell, reconeixent i acariciant els seus contorns, descobrint la seva forma arrodonida i l'ambient càlid i acollidor que hi ha en ell.

Utilitza la teva respiració per imaginar que neteges aquesta casa interna de memòries passades, volent alliberar d'aquest espai totes les càrregues i experiències que ocupen lloc en ell i que no li permeten estar totalment lliure. Pots imaginar també que, simbòlicament, et deslliures de totes aquestes càrregues mitjançant un dre-

natge a través de la vagina, tal com ocorre amb la menstruació, tot i que en aquest cas el flux és simbòlic i no físic. Pots imaginar el color vermell per a aquest drenatge (que és el color del nostre primer centre energètic) i és un color que ja tenim associat al drenatge.

Imagina que deixes anar totes aquestes càrregues, les quals tornen a la terra, on seran transformades i et permets alliberar el teu cos i sentir-te més lleugera, amb més espai intern.

Dóna't uns instants per respirar-te en aquest espai intern, ara més disponible i més ampli.

Ara visualitza't a tu mateixa dins del teu úter, asseguda en la mateixa posició en la qual estàs externament i respirant profundament de la mateixa manera.

Des d'aquí fes-te conscient del primer acte d'amor cap al teu fill. Verbalitza internament que estàs preparada per acollir, que la teva casa interna està disponible i amb les portes obertes per a aquesta finalitat i que desitges la seva arribada.

Pots afegir tot allò que et sembli que pot encaixar amb la teva individualitat i amb la teva manera de processar aquest primer acte d'amor.

2

EMBARÀS, PROCÉS DE GESTACIÓ, REALITAT EMOCIONAL I CONSCIÈNCIA PERSONAL

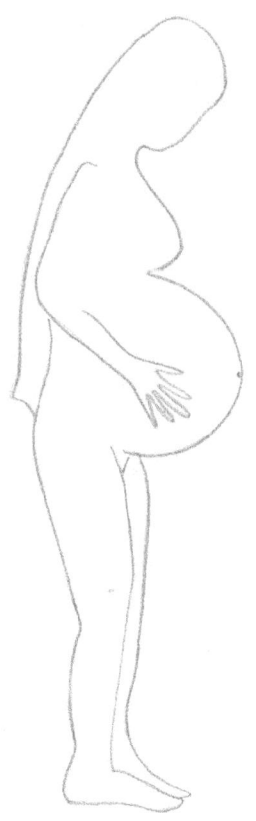

L'embaràs és un procés i un conjunt de canvis que es donen tant en el nadó en gestació, com en el cos de la mare gestant. No en va Lowen, A. (1985) ens va brindar, en un dels seus postulats bàsics, que cos i psique són essencialment idèntics i, per tal motiu, el que s'esdevé en una d'aquestes realitats, s'esdevé simultàniament en l'altra. Per tant, el nostre cos és com un mirall que ens retorna la imatge, la fotografia del que està succeint en el nostre món intern.

El cos de l'embarassada, canviant i adoptable al creixement de l'úter, que contorneja les seves formes, que dóna més presència a les mames, que va perdent, a mida que avança el procés, la capacitat de moviment àgil, és també un reflex de grans canvis emocionals que van succeint al llarg de tot el procés.

M'agrada pensar que el nostre cos és com un llibre susceptible de ser interpretat, és el resum de tota la nostra història, la viva imatge de com hem après a defensar-nos en el món, de com hem estat cuidats i sustentats o abandonats i ferits, és un mapa de les nostres vivències primerenques i un reflex de la interpretació d'aquestes.

Quan arribem a la nostra vida adulta, a l'embaràs, en sintonia amb tots els canvis i transformacions que es donen en el nostre soma (el nostre cos físic), tenim l'oportunitat de tornar a sanar la nostra història, de transitar novament per les nostres ferides, de passejar al llarg de les nou llunes pel conte de la nostra infància i adolescència, sanant el que allà va ser difícil, resignificant allò que en el seu moment es va quedar enquistat, perquè no vam tenir la maduresa suficient per a sostenir-lo, entendre'l i acompanyar-nos, alhora que acompanyem a la vida a un nou ésser, en un procés de creixement personal privilegiat.

Aquest és un dels aspectes que més assenyalo en el treball psicoterapèutic amb una mare, perquè és un procés en el qual no només donem, sinó que és un procés en el qual donem mentre ens donem, en el qual maternem maternant-nos.

Sovint em trobo amb dones que tot i estar molt dedicades i bolcades cap al seu fill, amb molta il·lusió en l'embaràs, amb una connexió considerable amb aquest, es passen llargues hores treballant gairebé sense connectar amb el seu cos i, en conseqüència, arriben exhaustes a casa seva. En nombroses ocasions, també apareixen altres símptomes com el dolor ciàtic, que les obliguen a parar perquè el seu cos no ha trobat una altra manera d'enviar un missatge d'auxili a tal necessitat. En aquest intent d'arribar a tot, en moltes ocasions la dona s'oblida de si mateixa i potser ja és temps d'haver de deixar de demostrar que som totpoderoses i que arribem a tot (i afegeixo una reflexió en aquest punt, perquè mentre hàgin de continuar demostrant aquest fet, potser això significa que hi ha una part de nosaltres que no s'ho acaba de creure). Potser és el moment de poder honrar el privilegi que ens ha donat la vida en el moment de la nostra edat fèrtil i, concretament de l´embaràs, acceptant així que hi ha períodes al llarg d'aquest, en els quals la nostra energia és menor i dura menys temps, perquè el nostre focus està més cap a dins que cap a fora i perquè tot el que atempti contra aquestes dues realitats pot arribar a ser una amenaça, en tant que afecta al nostre estat anímic en general i de retruc, a l'ambient intern en el qual sura el nostre nadó.

Paral·lelament al fet de que som conscients d'aquest procés de transformació i maternatje doble, també tenim la possibilitat d'anar de la mà de les nostres ancestres i acollir el llegat que elles ens van deixar. Aquell llegat que, lliure de culpes i condemnes, ens ajuda en el trànsit i en la confiança, afegint força i empoderant-nos per passar de ser filles a ser mares. Perquè el procés de naixement donarà llum no només a un nou ésser, sinó també a una nova realitat personal de la dona que pareix i que, en connexió amb la mare terra passa a formar part del conjunt de dones, que des de fa milers d'anys, es lliuren amb el seu cos a la perpetuació de la nostra espècie d'una manera amorosa, instintiva i desinteressada.

M'agradaria ara, donar èmfasi als tres trimestres de l'embaràs, posant atenció en el treball de conciència i en el creixement personal que proposo per a cadascun d'ells, fent esment a la realitat física i psíquica de cadascuna de les fases.

Les tres capes embrionàries en conjunció amb el procés d'embaràs.

La gestació és un procés que es desenvolupa al llarg de 40 setmanes, amb les seves fites i els seus termes. Existeix molta documentació que parla del desenvolupament del nadó semana a setmana i no m'entretindré aquí en aquest tema, però sí en el desenvolupament del que no es veu, el desenvolupament des de la perspectiva de les fites emocionals i de com afecta el moment del nadó en gestació amb la realitat psico-afectiva de la mare. Perquè si diem que mare i nadó són una simbiosi perfecta de dos cossos en un, és absurd pensar que no s'afecten l'un a l'altre.

El cos fetal es compon de tres capes de cèl·lules germinals diferenciades. La primera és l'endoderma, aquesta és la capa més interna i està formada per totes les vísceres. Després trobem el mesoderma, el qual configura la capa mitjana i que integra tot el sistema muscular i ossi. Per últim, la capa més externa, l' ectoderma, la qual donarà lloc a tots els sentits, incloent aquí la pell.

Els fluxos energètics que governen aquestes capes, també són diferenciats. L'endoderma està associat als fluxos energètics que ens parlen de l'emoció, d'aquesta manera la regulació emocional i l'equilibri entre el nostre sistema nerviós simpàtic i parasimpàtic neixen en la vida intrauterina i s'associen a la creació biològica de les nostres vísceres. Quan arribem a la nostra vida adulta, regulem aquesta corrent energètica a través de la respiració. Aquesta pot ajudar-nos a la presa de consciència, a anar cap a dins i a focalitzar-nos en el que estem sentint. D'una altra banda, ens ajuda a activar el nostre sistema parasimpàtic, aquell que promou la parada i la relaxació, o bé, pot activar el nostre sistema nerviós simpàtic, si és caòtica i desconnectada, promovent així l'expressió sense control d'emocions.

El mesoderma està associat als fluxos energètics que ens parlen de l'acció, s'encarrega de regular la bona coordinació entre els sistemes que regnen els moviments voluntaris, els semivoluntaris i els involuntaris. Aquest determinarà a la nostra vida adulta, la capacitat per "sostenir-nos" davant de situacions concretes, és a dir, posarà de manifest la capacitat per tenir un to muscular adequat, i conseqüentment una manera d'estar òptima per a les diferents situacions de la nostra vida, la qual cosa s'ha vingut a dir el *bon arrelament o Grounding* (terme anglès usat per Boadella, D. i anteriorment per Lowen, A. per definir l'energia de sustentació en relació a la gravetat i al nostre moviment davant la vida). Això és, si una persona ha d'anar a donar una ponència davant d'un auditori, un *Grounding* saludable li permetria mostrar-se amb energia, mirar al públic, desenvolupar el seu discurs amb una determinada gesticulació que promouria el contacte amb els oïdors. En canvi, un *Grounding* insuficient seria el de la persona que, en la mateixa situació, parlaria molt fluix, es quedaria mig amagada en la cadira, no contactaria visualment amb el públic i no tindria l'energia suficient com per encoratjar l'atenció de l'auditori per seguir el seu discurs.

Finalment arribem a l'ectoderma, encarregat de la receptivitat de les nostres percepcions, de captar tots els missatges dels nostres sentits i de processar-los. Els fluxos energètics que governen aquesta tercera realitat ens parlen de la generació del pensament i de les imatges, de la creació d'idees i de raonaments. L'ectoderma és l´última capa a madurar i necessita sortir de l'úter per continuar amb aquesta tasca d'una manera més rica, perquè els estímuls que el nadó rep en el ventre matern queden molt esbiaixats per la frontera de la pell. Cito aquí a Trevathan, W (1987, *Human birth*) quan diu que "l'estimulació sensorial que reben els nadons fora de l´úter pot ser superior que la intrauterina i permet un desenvolupament neurològic superior ". Per tant, i malgrat que la nostra espècie neix amb molta més vulnerabilitat que en el cas de qualsevol altre mamífer, la sortida al món ens proporciona una estimulació més sofisticada i rica en relació a la que teníem en el ventre matern, la qual als nou mesos de gestació ja es queda escassa per al nostre desenvolupament.

Igual que parlem de tres capes embrionàries, la disposició de les quals va de més profunda a més externa i la qualitat energètica d'aquestes és totalment diferent, de la mateixa manera, parlarem dels tres trimestres de l'embaràs com de tres moments diferenciats i relacionats amb les tres capes citades. Per aquesta raó, el treball de conciència i d´acolliment de cadascun d´aquests moments del procés és qualitativament diferent. Cal recordar que tant els tres corrents, com els tres trimestres o períodes de gestació es van entrellaçant i barrejant en un ball energètic i físic, que els integra i els posa en comunicació i equilibri.

El primer trimestre està molt lligat a la capa endodèrmica, la més profunda. Físicament s'associa a la formació de l'organisme, de les seves vísceres i qualitativament als fluxos energètics que ens parlen de l'emoció. Al mateix temps que biològicament acompanyem, sense adonar-nos, la formació de "tot allò que no es veurà" del cos del nadó: fetge, pàncrees, ronyons, estómac, etc; també estem acompanyant la formació dels seus primers contactes amb els fluxos emocionals, en simbiosi perfecta amb la realitat emocional de la mare i en contacte, també, amb la seva regulació emocional.

Per tant i en aquest sentit durant el primer trimestre d'embaràs, la respiració, la regulació emocional, el fet d'acollir tot el que inquieta a la mare: les seves pors, les seves expectatives, els canvis físics, psíquics i logístics, seran la guia del treball essencial, a través de la qual el nadó podrà *provar* mitjançant el líquid amniòtic un munt d'emocions diferents, així com la capacitat de la seva mare de processar-les.

Durant el segon trimestre de l'embaràs, unit a la capa mesodèrmica, la capa mitjana del fetus i associada als fluxos energètics de moviment, ens trobem que durant aquests tres mesos la mare començarà a percebre el moviment del nadó i podrà acompanyar les seves *puntadetes* de peu a través del diàleg amorós que generen, espontàniament, les mans en contacte amb el ventre. Aquest és també el trimestre en el qual la mare té més energia i "més moviment", és un moment expansiu en el qual la preparació s'associa també al moviment, als exercicis més dinàmics i a l'aprenentatge en el diàleg amb el nadó, com un mètode de coneixement mutu, que permet alimentar aquest vincle de manera amorosa. És un moment per gaudir del propi cos i per observar els seus canvis i la seva plasticitat, alhora que sostenim la nostra pròpia història i ens permetem "donar-li un moviment saludable a allò que necessita ser ventilat".

El tercer trimestre de l'embaràs està relacionat amb la capa ectodèrmica, la capa més externa del fetus i, també, amb els fluxos de pensaments i imatges en conjunció amb la receptivitat dels nostres sentits. Ens trobem amb un ventre cada vegada més pronunciat i amb un moviment cada vegada més reduït, s'agudizen els sentits, però no cap a fora sinó cap a dins: és un moment d'introspecció que culmina amb l'últim mes de gestació, al llarg del qual la mare fa gairebé una retirada del món per a preparar-se per al part.

És un moment en el qual es treballa la retirada, el final de cicle i el comiat de l´embaràs, per poder deslligar la simbiosi que s'esdevé en el ventre matern i donar la benvinguda a un altre tipus de simbiosi, aquesta vegada amb la nostra filla entre els braços. El trànsit de part s'acompanya a través de la visualització i del contacte profund amb les sensacions corporals. Es descontaminen creences i s'empodera a través del coneixement del procés natural i fisiològic que és el part. Els exercicis són de consciència sensorial, de connexió i de coneixement del propi cos i els seus processos, el seu ritme, els seus senyals. També es fan sonoritzacions (mantres o frases repetitivas que es creen durant la sessió psicoterapèutica) en forma de missatges inspiradors, carregats de significat que representen un bàlsam per al dolor, si és que n'hi ha. Serveixen d'empoderament per a la dona i de confiança cap a ella, cap a la seva capacitat i cap a la del nadó.

El primer trimestre de l'embaràs

Durant aquest període, molt marcat per la notícia del "test positiu" (encara que, veritablement poques mares necessiten fer ús del *predictor* per saber que estan embarassades), el nadó passa de ser un conjunt de cèl·lules, per passar a estar totalment format, amb tots els òrgans interns i amb les extremitats perfectament definides. A les 12 setmanes mesura aproximadament 5 centímetres, el palmell de la nostra mà seria un bressol perfecte i ja té alguns reflexos primaris com el de succió.

En aquest període, una de les inquietuds que més acostuma a aparèixer és que la mare encara no nota físicament al seu nadó i sovint es pregunta si estarà bé, fins i tot si seguirà aquí. És un moment del procés en el qual el diàleg amb el nadó es realitza des del subtil, des de la confiança. En aquest sentit, les visualitzacions en relació a la bona implantació i el bon desenvolupament seran balsàmiques. Al mateix temps, el primer trimestre representa una gran oportunitat per poder fer un repàs al nostre bagatge emocional, perquè acostumen a aparèixer un conjunt d'emocions i de sentiments ben diferenciats: felicitat, por, il·lusió, sentiment de responsabilitat, amor, tristesa, enamorament, sentiment d'incapacitat, tendresa, força. Un dels aspectes per al qual treballo amb les mares és per poder donar sentit i cabuda a tot aquest conjunt de realitats emocionals, per poder situar-les en el context i en la vida de l'embarassada, perquè d'aquesta manera l'ajudin a transitar al següent trimestre, superant així el primer període de gestació, molt lligat a la incertesa, a l'aspecte emocional i a la confiança en el nadó i en el propi cos.

Fites emocionals en el primer trimestre de l'embaràs

D'entre les fites emocionals importants d'aquest període i, com ja s'ha comentat, ens trobem amb la notícia del test positiu, que no sempre és una notícia il·lusionant i desitjada, tot i que moltes altres vegades és un esdeveniment llargament esperat i desitjat, a voltes angoixosament desitjat.

La primera reacció que tenim davant tal notícia formarà part d'una primera empremta emocional per al nadó. Hi ha autors com Boadella, D. (1993), que fins i tot parlen de les empremtes primerenques considerant la realitat abans de la gestació, tenint en compte les expectatives que els pares tenen en relació al nadó com un primer llegat que ja rebrà, subtilment.

Cal assenyalar en aquest punt, que la meva postura en aquest sentit no és determinista (Rosal, R (1986), és a dir, tot i que considero la importància de les empremtes primerenques, també penso que de la mateixa manera que existeix la possibilitat de recuperar-nos després d'un accident en el qual hem tingut una lesió física, podem confiar que el nostre cos repara i transforma tant la lesió física, com el possible dolor psíquic d'aquest esdeveniment traumàtic.

De la mateixa manera, podem concebre l'impacte negatiu de les empremtes primerenques, com una realitat que el nostre nadó sabrà transformar i reparar a partir de la cura i de la suma de molts altres *inputs* saludables, els quals anirà afegint a la seva història. També m'agrada pensar que un nen que no sigui desitjat, tot i així compta amb la força i amb l'energia suficient com per, malgrat el rebuig, seguir allà. Per si mateix ja poseeix una força resilient extra, que segur li pot aportar moltes coses a la vida.

M'he trobat amb mares que arriben a la consulta amb molta culpa, perquè pensen que, com no van desitjar tenir al seu nadó, o no l'esperaven, o no el tenien previst, creuen que aquest missatge condemnarà al seu fill a no sé quina cadena perpètua. Els nostres fills són éssers perfectes que han de "provar" una mica de totes les emocions en el ventre matern, per conèixer així millor el món abans de sortir a ell, preparar les seves defenses per poder navegar en l'aventura de la vida, no només en un mar en calma (que absurd pintar-los la realitat només de rosa i només entre cotons), sinó també sabent que poden creuar les tempestes i que després arribarà novament la calma.

Considero que és molt més important que la mare sàpiga sostenir el seu malestar amb el que hi hagi, amb el que estigui succeint, i transmetent el missatge de "sé gestionar-lo", que no pas pretendre emmascarar la vida a manera de conte de fades. Ja coneixem el mal que han fet aquestes rondalles, des de la perspectiva de les nostres creences i projectes vitals. Si no volem que la nostra filla de gran estigui esperant al príncep blau, si preferim que ella també munti en un robust cavall i que prengui les seves decisions amb diligència, deixem que primer provi la nostra, a manera de model. Segur que aquest serà un bon ancoratge per al seu futur.

Una altra fita important durant el primer trimestre és la implantació. Per tal que l'organisme en creació pugui desenvolupar-se al llarg de tot l'embaràs dins del nostre úter, la nostra casa interna ha d'acollir i agafar, ha de dir simbòlicament "SI" Laing RD 1993, (exportat de corrents de vida) en una cita oral va dir que la implantació equival a l'adopció, el cos cel·lular que s'implanta està sensibilitzat a la receptivitat de l'úter. Per tant hi ha un diàleg entre les dues parts, una que necessita ser sostinguda i nodrida i, una altra que desitja acollir, protegir i nodrir. Boadella, D. (1993), en una de les seves aportacions poètiques, també cita: *"Si l'úter és receptiu la massa cel·lular arrelarà en una terra fèrtil."*

És atractiva la idea d'una terra plena de nutrients en la qual creix una llavor, ens retorna una imatge clara de la relació entre la mare terra i el nostre cos, els nostres cicles i la nostra possibilitat de nodrir i donar fruits. Aquesta imatge pot ajudar a la visualització i l'acompanyament dels primers mesos d'embaràs, quan és necessari fer conscient la voluntat que l'embrió arreli dins de nosaltres. Ajuda a l'acompanyament conscient de les primeres setmanes d'incertesa, aquelles en les quals hem de reposar en la confiança. I això construeix una empremta saludable, d'acolliment i abundància amorosa, que dóna un missatge al nadó de lloc segur, de llar.

Una altra de les qüestions amb les quals m'he trobat alguna vegada, és amb mares que després d'un avortament espontani durant els primers mesos, senten que no han pogut transmetre bé el missatge d'arrelament i de sosteniment uterí. En relació a aquest punt m'agrada ser molt clara: encara que sóc una fidel defensora del poder de la implicació conscient durant l'embaràs i de la connexió pas a pas durant el procés, no combrego amb una filosofia en la qual ens creiem un Déu totpoderós, capaç d'estar per sobre de la vida i de la seva complexitat. Crec que més aviat estem al servei de la vida mateixa i som un instrument a través del qual la vida transcorre. És des de la humilitat i el deixar-nos anar que podem fer del nostre cos un lloc amb més recursos, més saludable, més conscient i més disponible, atenent sempre al fet que no podrem controlar-ho tot o fer-ho tot a la carta.

Un altre dels moments importants durant aquest període és l'inici del batec del cor, que es dóna als 25 dies de gestació i que apareix espontàniament, quan el conjunt de cèl·lules diferenciades que han format un petit cor encara molt rudimentari, però exquisidament perfecte, desenvolupen la seva funció pulsant i impulsen la vida. El batec, que s'inicia d'una manera abrupta i en un moment molt primerenc de la gestació, acompanyarà ja tota la vida de la persona. Serà motiu d'emoció, sorpresa i admiració quan aquest s'escolti per primera vegada, amb ajuda de l'ecògraf. Aquest serà resistència i força durant el part, serà aliat en l'esport i company de desamors, serà guia i confident, el mestre de l'amor, l'expressió del vincle amb l'altre, el bressol del qual va ser el ventre matern, allà on van bategar dos cors en un.

En aquests tres primers mesos, regats pels colors de les emocions, per la sensibilitat i per una elevada intuïció, acostumem a entrar en contacte amb la història del nostre propi maternatge, amb la relació de la figura de la nostra mare, amb les nostres ferides i fortaleses relacionades amb aquesta figura i amb la nostra capacitat per maternar-nos a nosaltres mateixes a la nostra vida. Ens replantegem el nostre futur, visualitzem un nou projecte per a tota la vida i ens trobem davant la necessitat de cuidar-nos, cuidar el nostre cos i cuidar d'un nou ésser, alhora que ens preguntem si ho farem bé, o ens repetim internament que mai farem allò que no ens va agradar que ens fessin.

Inconscientment es mouen processos relacionats amb la cura interna i amb la cura vers l'altre. La nostra energia baixa, tenim molta son i una sensació de cansament generalitzada, que acompanya la idea d'anar cap a dins, de reflexionar i d'estar amb totes aquestes qüestions.

Existeix socialment la tendència a no compartir la notícia de l'embaràs fins que hagin passat els tres primers mesos de gestació.

Des del punt de vista mèdic es considera que són uns mesos de risc, en els quals el percentatge d'avortament espontani és elevat i, per tant, el nombre d'embarassos que no progressen amb èxit és alt. Davant d'aquesta realitat moltes mares no comparteixen la notícia fins que ha passat aquest període i, a més, intenten "no fer-se il·lusions", especialment si han tingut alguna petita pèrdua (és a dir, han sagnat esporàdicament) o si han tingut un avortament previ. M'agradaria parlar sobre aquest tema perquè, encara que estic d'acord amb el fet de cuidar i sostenir la notícia a la intimitat, coherentment al moment de recolliment, de reflexió, de contracció i de cura de la implantació, des de la no expansió energètica, no estic a favor de fer-ho a partir de l'amenaça i del risc i, molt menys, des del no considerar la rellevància i la magnitud del moment, que és vulnerable, però alhora defineix una important marca de la nostra vida emocional.

Tal i com s'ha esmentat amb anterioritat, aquest és el període en el qual es gesta la capa endodèrmica del fetus, així com els fluxos energètics que defineixen les nostres emocions. Aquesta etapa culminarà amb la formació de totes les nostres vísceres internes.

Aquest moment implica moltíssima despesa energètica, podríem dir que els nostres cossos fan una tasca titànica de supervivència i resiliència, de resistència a les exigències de la vida des de la fortalesa física-emocional. En general, quan desenvolupem una tasca costosa i intensa, volem sentir-nos acompanyats, mirats, reconeguts, emparats, com a mínim ens agrada saber que hi ha algú al nostre costat. Des d'aquí, és bo saber que la figura que ens recolza ho fa des de la confiança i no des del "no fer-se il·lusions".

Si imaginem que estem fent una carrera de fons, que ens exigeix arribar a un objectiu concret en tres mesos (en aquest cas és la formació completa d'un cos petit, amb tots els seus òrgans), el més encoratjador, saludable i motivant, és imaginar que hi ha algú que també acompanya aquesta carrera, animant i seguint el nostre procés amb afecte i admiració. Aquí tenim una experiència primerenca de maternatge saludable: la presència i el sustent des de l'admiració i la confiança, fins i tot des de la sorpresa cap a la màgia de la vida.

Per descomptat, unit a aquesta cura més simbòlica i emocional, la mare reorganitzarà les rutines i rituals quotidians des d'una cura diferent, que abasta la part més física: alimentació, cremes hidratants, àcid fòlic i d'altres suplements, hores de somni... i la més energètica i emocional: canvi de ritme de vida, disminució de la productivitat, més moments de reflexió, regulació emocional...

El segon trimestre de l'embaràs

Aquí parlem del període que comprèn des de la setmana 13 fins a la 26 del procés de gestació. Alguna de les fites importants són que el fetus aprèn a succionar i a empassar, un acte reflex que li permetrà alimentar-se a la vida extrauterina i que començarà a utilitzar de manera preparatòria. Aquest fet, lligat a uns altres esdeveniments, com l'inici de la succió dels dits o els moviments natatoris, formen part d'un conjunt de realitats molt lligades a l'aspecte emocional. D'una banda, es relacionen amb aspectes vinculars, en tant que la succió prepara per a la lactància materna i, d'altra banda, amb aspectes defensius, atès que els moviments dins de l'úter són el preludi dels postnatals, que s'utilitzen evolutivament i com a espècie, per tal d'allunyar perills potencials del nostre cos.

Un altre focus important durant aquests mesos és el coneixement del sexe del nadó, que no sempre vol saber-se, però que sempre genera moviment, intriga i emoció dins la família. Algunes vegades, perquè és el sexe desitjat i això implica il·lusió i felicitat, tot i que curiosament també implica alleujament en alguns casos. En altres ocasions, s'esdevé justament el contrari, i la sorpresa de tenir el que no s'esperava genera desencís, tristor, culpa i també ràbia. A voltes em trobo amb mares que intenten ocultar aquestes emocions, tapant el que veritablement senten i utilitzant frases del tipus "en realitat no m'importa, el més important és que estigui sa" i per descomptat que ho és, però reprimir el que veritablement ens passa, ni protegeix de res al nadó, ni fa que no rebi el que guarden les nostres entranyes en realitat. Per això és recomanable i inspirador poder trobar-nos amb el que sentim, des de l'autenticitat i des de la veritat, per tal que això pugui ser transformat i entès a un nivell profund. Perquè moltes vegades les predileccions cap a l'un o cap a l'altre sexe porten part de la nostra història a coll.

En la setmana 20 de la gestació arribem a l'equador de l'embaràs, a la cúspide de la corba energètica. A partir d'aquí el cicle de la gestació comença la seva baixada energètica que culminarà amb el part. Durant aquesta setmana es realitza una de les ecografies més importants, en la qual visualitzarem per primera vegada el cor del nadó i els seus òrgans.

En aquest període de la gestació, com ja s'ha esmentat, es notaran les primeres puntades del nadó, i amb elles s'inicia un nou conjunt de sensacions associades a la consciència de la presència d'un ésser que creix en el ventre matern.

Hi ha mares que parlen d'una sensació de bombolleig, de pessigolleig o de pols intern, sigui com sigui, comença a haver-hi una espècie de diàleg corporal, que pot ser d'allò més excitant i intrigant i que s'anirà sofisticant i ampliant al llarg de les setmanes.

Amb freqüència, les primeres sensacions provoquen de manera automàtica, la col·locació de les mans a l'abdomen, com si a través de la calor, respunguéssim a l'estímul intern. Aquest és un tipus de diàleg no verbal mare-nadó, que entenem com a preludi del que s'anirà esdevenint d'una manera més clara i àmplia en els mesos posteriors, quan les reaccions motores del nadó siguin perceptibles a nivell visual i empenyin els límits de la pell de l'abdomen.

Quan acompanyem el procés en aquest trimestre, el moviment guanya espai a la sessió. La mare, que ja ha après a fer exercicis respiratoris i de centrament, juga amb la seva panxa a la pilota terapèutica, bressola al nadó amb el moviment dels seus malucs, crea cançons i paraules només per a ell i va treballant en la sessió moviments i postures, que imagina com adients per donar llum. En aquest exercici, al qual jo anomeno *treball de transicions*, es va passant d'una postura a una altra coreografiant un ancoratge somàtic, que no només encoratja la relaxació, sinó que a més inspira la creativitat i el vincle amb el nadó. La mare encara se sent àgil i enèrgica, amb força i entusiasme i és des d'aquí que el seu cos li va murmurant alternatives posturals, adequades per a la dilatació.

Aquests exercicis units a la relaxació, la visualització i la respiració, aniran ajudant a la consciència del gaudi de l'embaràs, que s'instaura de manera clara durant aquest segon trimestre, si tot va bé i l'embaràs transcorre sense més complicacions. És un període per esperar, somriure, imaginar, bressolar i mostrar la panxa al món, la qual s'expandeix anunciant una gestació.

Quan hi ha interferències que comprometen l'expansió emocional de la felicitat de la mare (com una notícia descoratjadora en relació al benestar del nadó, o bé, un altre tipus d'esdeveniments desagradables relacionats amb la vida i l'enquadrament general de la realitat de la gestant), moltes vegades l'expressió somàtica de l'abdomen s'alenteix, com si en el pla de l'aspecte físic s'intentés també amagar o deixar de mostrar allò que encara no té un lloc.

Encara que aquesta circumstància és freqüent, depèn molt de la realitat de la mare i, per descomptat, no totes les embarassades que tenen poca panxa tenen una dificultat emocional per a l'expansió i per a l'exposició del seu embaràs.

Maria Beltrán

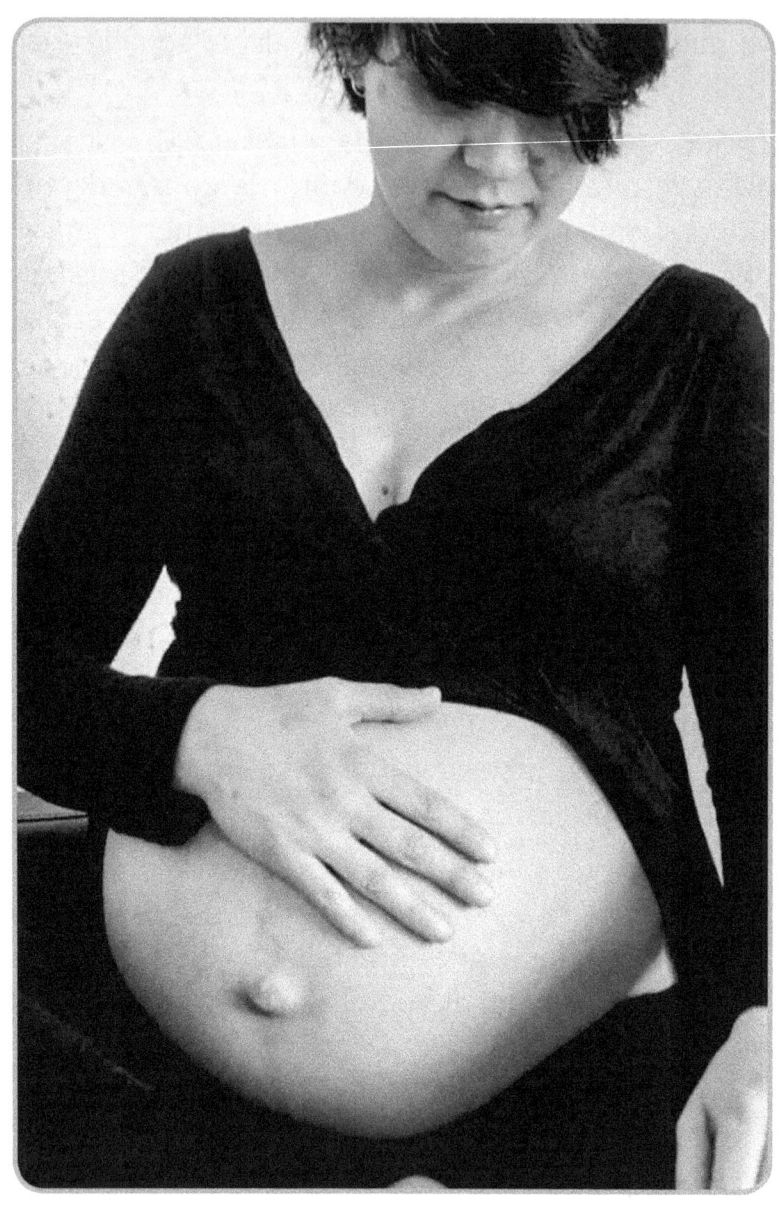

El tercer trimestre de l'embaràs

Parlem del tercer trimestre de l'embaràs com el període entre les setmanes 28 i 40. És una època en la qual el cos del nadó acaba de madurar i de créixer, de guanyar pes. Ja sap succionar i pot obrir els seus ulls. És molt més reactiu i sensible a l'exterior (per descomptat també al clima interior) i els seus sentits acaben d'aguditzar-se.

Aquest és un període al qual m'agrada anomenar-lo *l'època de l'abraçada de la carn*. El nostre úter es converteix en el primer contacte pell amb pell que tindrà la persona, el primer contacte amb els límits i la contenció, la sensació de ser embolcallat i acollit. És ben sabut que per a moltes dones l'arribada d'aquests mesos es converteix en una època difícil i tediosa, incòmoda. Amb freqüència, quan explico aquest concepte de sosteniment física i emocional que genera el nostre úter i que rep el nadó, la tensió es relaxa. Moltes vegades convido a imaginar que és com l'abraçada que el nostre fill necessita abans d'emprendre un dels viatges més importants de la seva vida: l'arribada al món.

És una època de la gestació en la qual ja acostumen a haver moltes ganes i desig de veure al nadó i, es pot fer una mica llarga si no aconseguim connectar amb la necessitat d'entrar en un respecte profund cap als temps i el ritme de l'ésser que portem a dins. Socialment i especialment durant l'últim mes, acostuma a respirar-se certa inquietud i pressa. Són conegudes i usuals frases del tipus "encara no has parit?" o "ja et queda poc, no?", que a primera vista poden semblar inofensives, però que porten de base una pressió implícita que sol incomodar a la mare.

En els últims temps de l'embaràs la mare acostuma a començar un procés de retirada, no només perquè té una mobilitat menor i es cansa més, sinó també perquè subtilment comença a preparar-se per al trànsit del part.

El cos va descrivint, progressivament, contraccions de preparació, conegudes com *contraccions de braxton hicks*. I aquests preludis són oportunitats excel·lents d'assaig de tot l'après al llarg de la preparació: respiració, postures, visualitzacions, vocalitzacions de descàrrega, etc. En algun moment del procés, aquestes primeres contraccions evolucionen i comencen a ser més intenses, constants i rítmiques, anunciant que el "treball de part" ha arribat.

Sempre he rebut amb certa reticència aquesta expressió mèdica, que fa referència al procés de dilatació. Sembla que la paraula "treball" estem acostumats a unir-la a una activitat que implica esforç físic i mental. De fet, deriva de la paraula llatina *tripalium* que va ser en els seus orígens un instrument de tortura que constava de tres estaques. Dóna què pensar, veritat?. Potser aquest és un dels motius pels quals jo no acostumo a dir a les meves filles que vaig a treballar, pel contrari, acostumo a dir que vaig a ajudar a d'altres persones o bé, que vaig al despatx a fer de psicoterapeuta, i que això és una cosa que m'agrada molt. Amb el desig que en la seva vida professional aconsegueixin triar allò que els agrada i no tinguin un missatge parental de sacrifici en aquesta àrea.

Cert és que la dilatació és una tasca física i mental

intensa, que implica molta energia i focus, molta consciència del cos i molta paciència en el manteniment del trànsit durant un llarg període de temps (en bona part dels casos). Però, segurament és més agradable i terapèutic concebre-la com el moment de preparació del cos per donar espai al nadó, per a obrir-nos a la llum, per confiar en la nostra capacitat física i mental de flexibilitzar-nos i ser un canal.

A banda de les contraccions, un altre dels símptomes inequívocs de part és el trencament de la bossa del líquid amniòtic, la banyera o bombolla en la qual s'ha estat gestant el nadó durant nou llunes, el lloc que ha estat la seva casa i l'únic espai que li és conegut, fins a aquest moment. Quan això succeeix (moltes vegades sense ser acompanyat de contraccions), el part ja s'ha iniciat i, encara que el petit pot continuar durant un temps dins de nosaltres, (al nostre país es considera que aquest espai de temps és de 24 hores, encara que hi ha uns altres països en els quals aquest protocol varia i s'allarga fins a 48 hores), la seva estada a la casa uterina ha arribat a la seva fi. Tot i amb això, i si el part es desenvolupa a l'hospital, és bo passar un espai de temps a casa (sempre que les aigües no vagin tenyides, és a dir, que no siguin transparents. En aquest cas cal anar a l'hospital, perquè això pot indicar que el nadó no ho està passant bé del tot), fent transicions en la pilota terapèutica i emprant tots els instruments que la mare porta en la seva motxilla de recursos, per poder passejar a través d'aquesta primera fase de la manera més dolça possible.

El drenatge que s'esdevé amb les aigües uterines és, en el punt de vista físic, allò que des de la perspectiva emocional es relaciona amb el deixar anar i el rendir-se, el donar espai a nivell somàtic i a nivell afectiu.

La retirada de la mare durant el tercer trimestre, que és més notòria i vívida durant les últimes setmanes, culmina amb l'arrencada del part, que es viu a la intimitat i amb una mateixa, també amb aquella o aquelles persones que hem triat perquè ens acompanyin en aquesta aventura. És freqüent que triem a unes altres dones perquè ens donin la mà en aquest moment, perquè el concepte de tribu femenina aquí adquireix un significat ancestral, recolzat en el sosteniment dels parts dels pobles primitius, on les dones s'ajudaven les unes a les altres, compartint la saviesa del procés de les generacions anteriors, molt lligat a l'instint, a allò més primari i animal i a una empatia d'igual a igual.

3

EL CONCEPTE DE TRÀNSIT. PARAL·LELISME AMB ELS TRÀNSITS EN LA NOSTRA VIDA

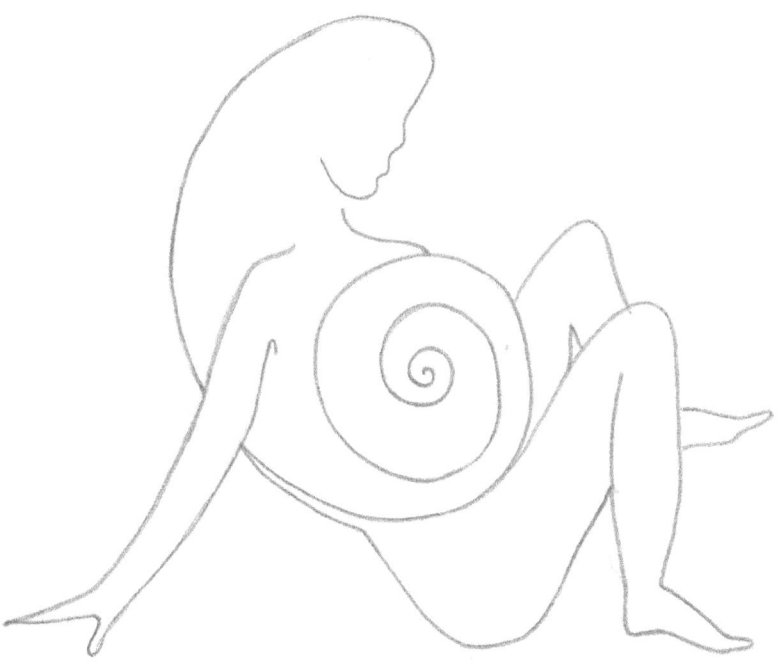

Transitar significa passar d'un lloc a un altre. Ens parla del camí entre dos punts, del viatge, del procés. És un concepte no estàtic, que implica moviment.

Quan parlem de trànsit en el procés d'embaràs i part, aquí el concepte adquireix un significat de transformació, com si parléssim d'una metamorfosi, en la qual la dona deixarà de ser crisàlida per donar llum a una nova realitat en el seu cos i en el seu cor. Passarà de ser dona a ser mare, de ser un ésser individual a sostenir la simbiosi amb una altra persona, de transitar amb allò que coneix de la seva realitat física i amb les fases d'un cicle de 28 dies, a viure amb consciència en el seu cos una transformació profunda, tant física com psicoemocional i transpersonal. Aquesta transició que es dóna en la mare, a la vegada és també una realitat que esdevé en el nadó, qui passarà de la vida gràvida a la vida ingràvida, del sosteniment de l'úter al sosteniment d'uns braços, d'alimentar-se a través del cordó umbilical a ser alletat pel pit matern, del món intern càlid i aquàtic de l'úter, al món extern fred i ple d'estímuls sensorials, en el qual haurà d'aprendre a respirar i a funcionar separadament de la seva mare, encara que la supervivència encara depengui totalment d'ella.

El trànsit a través de l'embaràs culmina en el part,

que és al seu torn un nou trànsit, un procés de guia cap a la llum que desenvoluparem a partir de la nostra condició física, de les peculiaritats del nadó i de l'estil de transició que tenim.

Grof, S. (2015. *Psicología transpersonal. Nacimiento, muerte y transcendencia en psicoterapia*) les aportacions del qual seran ateses més endavant, va parlar del part com de la primera estrella d'una gran constel·lació que anirem construint al llarg de la nostra vida. Aquesta primera estrella ens parla de la primera empremta en el nostre estil de transitar en els processos de la nostra vida, és a dir, de la manera en què passem d'un lloc a un altre: d'un treball a un altre, d'una relació a una altra, d'una activitat a una altra, de com gestionem el cicle d'un esdeveniment més o menys compromès, en el qual hi ha dolor, incertesa i la vida pressiona perquè donem una resposta, o en el qual ens sentim motivats cap a alguna cosa que desitgem aconseguir i per a això hem de deixar-nos fluir en un procés, amb una sèrie de fases i moments a superar que ens permetran aconseguir la nostra fita.

Gimeno-Bayón, A. i Rosal, R. (2001-2003), en el seu model de la Psicoteràpia Integradora Humanista, ens expliquen el flux de l'experiència com un cicle que ens parla dels nostres processos motivacionals i que dibuixa les nostres experiències al llarg del fluir energètic a través d'aquestes. Tot i que es parlarà en profunditat d'aquest tema més endavant, vull esmentar aquí, que es pot afirmar que cada persona té un estil de trànsit a través del cicle, una determinada predilecció o tendència, que es pot anar sofisticant i arrelant amb els anys i que també es pot treballar i modificar amb consciència, per fer d'aquest trànsit un procés més saludable.

Des d'aquí ens preguntem, des de quan comencem a generar aquesta tendència de flux a través del cicle?, des de quin moment aquest fluir comença a ser significatiu?, des de quan es queda a la nostra memòria cel·lular a manera de guia o model?, quin és l'inici, el nostre primer cicle?

Les postures més psicoanalítiques que segueixen els postulats de Freud, afirmen que no és possible una empremta traumàtica abans dels dos anys, ja que per parlar de trauma cal disposar de llenguatge i de processament a aquest nivell.

Avui dia, i seguint autors com Boadella, D. (1993), sabem que les empremtes es donen des d'abans del naixement. Fins i tot l'epigenètica (ciència que estudia els mecanismes que regulen l'expressió dels gens, és a dir, els motius intra i interpresonals que fan que uns gens s'expressin i uns altres no, afavorint d'aquesta manera la nostra adaptació a la vida i comprometent positivament o negativament la nostra salut), ens parla de la transmissió de la informació a través d'una herència que no és només genètica, sinó que té a veure amb la història de la família, amb el sistema al qual pertanyem i amb la interpretació individual que anem fent de les nostres experiències.

Segons la teoria del genotip econòmic de Baker (Baker i Halis1989), va quedar en relleu que nadons nascuts dins el període de fam als Països Baixos, per tant,havien estat gestats sota aquesta circumstància, havien desenvolupat un "metabolisme econòmic" que els permetia sobreviure amb poca aportació energètica. Posteriorment es van registrar, en aquests mateixos subjectes, alts índexs d'obesitat, atès que, quan la situació de fam va remetre, ells continuaven comptant amb el mateix sistema d'adaptació metabòlica que els va fer sobreviure en el seu moment.

Recordo amb afecte la història d'una dona que em va explicar que ella volia que la seva filla fos vegetariana i que per aquest motiu, ella també ho era des d'abans de la gestació, a manera de preparació. En preguntar-li sobre aquesta creença, ella em va comentar que en una ocasió va intentar ser vegetariana però que sempre acabava generant quadres anèmics. El seu metge li va dir que si volia tornar-se vegetariana ho tindria difícil, perquè la seva mare no ho havia estat durant la seva gestació, motiu pel qual el seu cos no tenia el missatge adient per adaptar-se a aquesta situació. Allò no només em va semblar interessant, sinó que també ha estat un fil a seguir fins a arribar als coneixements i estudis de la mà de l'epigenètica, els quals elaboren i descriuen teories i estudis en aquest sentit. Les nostres empremtes primerenques modifiquen, transformen i encoratgen expressions en nosaltres mateixos, que no són ni tan deterministes ni tan estàtiques com postulaven les teories genètiques.

Juntament amb tot l'exposat anteriorment, sabem que el moment del naixement està condicionat i estimulat per factors que no són només físics, sinó que tenen a veure amb la mare i amb la seva història personal (fins i tot relacionada amb el seu propi naixement), la cultura i el llegat de les dones de la nostra família, la pròpia individualitat i peculiaritat del nou ésser que naixerà, així com de la vida i els seus enigmes, que afortunadament no podem controlar.

Dit l'anterior, podem deduir que depenent de la manera com caminem a través del procés de part, amb totes les seves particularitats, això suposarà un primer llegat per al nostre estil personal d'encarar les transicions a la vida. Sense determinismes, sense que això signifiqui una sentència o un lloc còmode en el qual descansar, tot prenent aquesta idea com una cosa interessant i alhora estimulant, cap a la transformació i el treball personal més que cap a l'estàtic i la impossibilitat de créixer, sanar, sofisticar i aprendre al llarg de la vida.

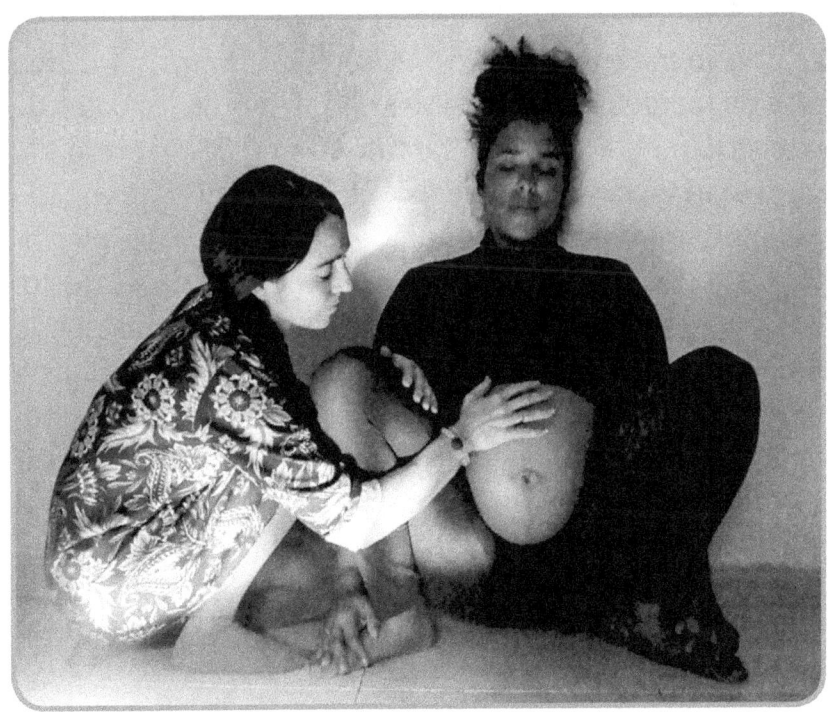

Estils de transició

Quan passem a concretar en la realitat del part en si mateix i en relació a les transicions en particular, ens trobem amb diversos aspectes importants.

En primer lloc, i quan arriba el final del embaràs, ens trobem amb nadons que retarden molt el seu moment d'arribada, el que es coneix com a parts tardans. Això, per entendre'ns i no entrar en termes subjectius, fa referència a gestacions que van més enllà de la setmana 41.

Considerem que un nadó està madur i llest per a sortir al món a les 38,5 setmanes de gestació (si ens fixem només en aspectes físics a les 37 setmanes, encara que hi ha molta més immaduresa respiratòria). El part es considera a terme a les 40 setmanes (més set o deu dies de marge per les possibles variacions de les dates de concepció i per les peculiaritats de la díada mare-nadó que estan en procés de decisió del moment d'arrencada del part), quan ja han madurat els pulmons i totes les fites de gestació estan conquerides. Encara i així el nostre cos pot aprofitar 7-10 dies més dins de l'úter, fins que la línia entre la la superpervivència fora i la capacitat de resistència del cos de la mare i la capacitat d'alimentar de la placenta queden a un mateix nivell. A partir d'aquest moment, considero que el part és tardà, és a dir que està demorat, retardat o bloquejat per algun motiu (moltes vegades aquest motiu és emocional: por de la mare, conflictes a l'exterior que no procuren un bon ambient, etc.).

En els parts tardans ens trobem amb una primera empremta de retraïment, en la qual simbòlicament el pas de sortir fora és difícil, costós, es demora, es retarda.

En la vida adulta, aquest fet podria traduir-se en estils de persones per a les quals sortir del món intern és més tediós i compromès, més amenaçador i menys segur. Encara que personalment no m'agrada mirar-ho sempre des del vessant negatiu i, ateses les peculiaritats sanes dels estils de personalitat (Millon, T. 2004), aquesta primera empremta podria ser un estímul cap a la predilecció pel cultiu del món intern, del místic, de la vida interior, del procés creatiu individual... i necessitem a gent reflexiva i creadora que inspiri la humanitat amb les seves aportacions!.

D'altra banda, i parlant ara dels parts primerencs (que no és el mateix que els prematurs, que són aquells que esdevenen abans de la setmana 37), considero que un nadó que neix entre les setmanes 37 i 38,5 de gestació és un part primerenc. Encara que hi ha la suficient maduresa per a sobreviure i les probabilitats d'això són pràcticament absolutes, el nadó neix abans que la gestació arribi a terme, abans que el forn faci el "clin" de llest, abans que soni la campana que indica el final del pati del col·le. Seria com sortir en ple hivern amb roba adequada però sense abric, sortir de viatge sense roba de recanvi, o quedar-se a 200 metres de la meta en una carrera. Tots aquests exemples escenifiquen coses que en realitat no tenen gaire importància, és a dir, encara que no em posi l'abric a l'hivern, si surto amb jersei i roba abrigada és possible que no em constipi i pugui resistir les temperatures sense més contratemps, però està clar que un abric em protegeix més i em proporciona una escalfor addicional amb la qual anar "sobrada" per enfrontar-me a les temperatures de l'hivern.

Per tant, quan més d'hora es dóna el part, més exposat està el nadó en la seva vulnerabilitat.

Simbòlicament, podem parlar en el cas contrari dels parts tardans, és a dir, aquí l'estar dins pot ser una mica més amenaçador i desagradable, quelcom del que haig de sortir o fugir.

La tendència pel que fa a l'empremta radica en la fugida cap endavant, en l'exposició excessiva, en la dificultat per quedar-se, per anar un pas per endavant.

En la vida adulta podria significar (i parlo en condicional, recordant novament que això pot ser reformulat i reinterpretat al llarg de la vida), la dificultat per quedar-se en la relació, per dependre, així com també una energia d'embranzida i supervivència extra, una connexió amb la vida des de la curiositat i la projecció de futur, la mirada cap endavant.

Tant en els parts prematurs com en els primerencs es posa de manifest la necessitat de resistir, de resiliència davant les vicissituds i contratemps de la vida. Hi ha més activació del sistema nerviós simpàtic, menys relaxació i més alerta.

També parlem de transició en el procés de part en si mateix. El pas físic de dins de l'úter a fora a la vida. Aquest procés, que implica la dilatació i l'expulsiu, és a dir tot el treball de part fins a la conquesta de la sortida del nadó, pot donar-se en diferents tempos.

Cada díada mare-nadó, té el seu temps i la seva idiosincràsia, cada part és diferent i no hi ha dos iguals.

Per tant, podem parlar d'un interval llarg i variat que oscil·la entre les 3 i les 8 hores, dins del qual esdevenen la majoria dels parts i uns intervals extrems, que comprendran els parts lents (més de 9 hores) i els parts ràpids (menys de 2 hores).

Tots dos extrems són polaritats que tenen les seves peculiaritats des del punt de vista emocional. En el cas dels parts excessivament llargs, perquè es lentifica en excés el pas per les diferents fases del trànsit, havent de bregar amb la capacitat de resistir l'esgotament i el dolor (si és que n'hi ha), apareixent una exposició més gran a la possibilitat d'haver de medicalitzar el part, per d'aquesta manera, poder cuidar dels aspectes anteriorment esmentats.

Aquesta empremta es relaciona en la vida adulta (no d'una manera determinista i estàtica), amb estils de persones que es caracteritzen per tenir un ritme lent, pausat, reflexiu, que necessiten un temps per a prendre decisions, per passar d'un lloc a un altre, per emprendre projectes. No són persones impulsives ni d'arrencada, són persones de pas segur i de constància en el procés, que no es cansen, que persisteixen fins a aconseguir l'objectiu.

Per descomptat, podríem mirar aquesta vessant des de la falta d'embranzida, l'excés de pensament recurrent, la dificultat per arrencar en els projectes o la dificultat per anar cap endavant des de la decisió i la confiança. No avançar per temença o pors recurrents, pensant o sentint que el pas següent pot ser pitjor que l'anterior, que pot posar en perill l'equilibri homeostàtic en el qual la persona es troba.

Els trànsits excessivament curts es caracteritzen per no donar temps transitar totes les fases amb prou consciència i espai per poder assimilar-les. Implica sostenir molta energia en un curt espai de temps. Si la fase expulsiva es dóna d'una manera abrupta hi ha més probabilitat d'esquinçament del perineu, tot i que no sempre ha de ser així.

La memòria del nostre primer trànsit de la vida, d'igual manera que tots els esdeveniments que afecten la nostra realitat somàtica, l´abraçada de l´úter, el massatge que rep la nostra pell a través del canal de part, la pressió de la contracció com a pulsació més o menys intensa,… es queden gravats en la nostra pell com a record i missatge que portarem inscrit, com si fos l'inici d'un llibre per a la nostra vida, sent aquestes les primeres lletres, les primeres frases les quals malgrat no tenen per què determinar la nostra existència, sí que li donen un primer to que podem agafar per inspirar la continuació de la història. Aquesta s'anirà reformulant i sofisticant amb altres experiències vitals que podran ser usades per canviar el missatge inicial o per afermar-lo.

Com a psicoterapeuta, m'he trobat en nombroses ocasions amb posicions excessivament deterministes en aquest aspecte i amb orientacions psicoterapèutiques que treballen només atenent els aspectes traumàtics de les experiències primerenques, especialment les relatives al part. Vull afegir aquí, i al·ludint la capacitat humana de reparació, que si tenim l'oportunitat d'observar a nens en el seu estil de joc i en els aspectes creatius d'aquest, sovint el procés de reparació d'allò que s'ha viscut en parts traumàtics (parts difícils, en els quals hi ha hagut alguna complicació, en els quals s'ha utilitzat instrumentalització i/o en els quals ha existit perill per a la vida del nadó i/o la mare), s'esdevé espontàniament a través del joc. Ells mateixos troben, sovint a través de la repetició, sortides i camins saludables des dels quals reparar i sanar la seva història somàtica. Per descomptat, això és alguna cosa que desenvolupem, busquem i provoquem en la consulta de psicoteràpia, però no es dóna només en l'espai terapèutic.

El nen que té i que creix en un ambient saludable, sap trobar des dels seus propis recursos creatius, estratègies que l'ajuden a sanar els moviments interromputs en el moment de néixer (per exemple en parts per cesària), recuperant allò que va quedar pendent (en aquest cas la reapropiació de l'instint de la pròpia força per a néixer, empènyer i sortir), aquell moviment que no va tenir espai (en aquest cas l´extensió del cap i el massatge a través del canal de part) i la conquesta de l´objectiu com a resultat de l´impuls de vida.

No podem oblidar, una vegada més en contra del determinisme, que tal i com encunya la Biosíntesi, *"el cos té i sap totes les respostes, no sap que les sap però les té"*. I que, des d'una visió epigenètica *"quan una malaltia o afecció és crònica, és perquè encara no s'ha trobat la cura, no perquè no existeixi"*.(Cegarra Cervantes, M.M. 2016, *Comunicación oral*).

I és que comptem amb recursos que ens ajuden a re-adaptar-nos i a redefinir les situacions. Citant novament a Boadella *"els nostres recursos mai s'obliden de nosaltres, som nosaltres els que ens oblidem d'ells"*.(Boadella, D. 2017. *Comunicación oral*. Suiza)

En consulta treballo amb famílies que han tingut un part traumàtic. Un dels conceptes que guien la meva intervenció en aquest treball és la recuperació del moviment interromput, quan els impulsos espontanis del nadó romanen encara intactes. Quan la parella arriba a consulta amb el nadó, uns dies després del naixement, encoratgem en l'espai terapèutic (mitjançant el massatge i el desplaçament sobre la pell de la mare) un moment calorós, que reprodueixi el trànsit i l'expulsiu, el nadó recupera espontàniament els moviments d'espoderament, que acuradament repeteix com en una pulsació, recuperant el moviment que no va poder ser, és com si tornés a néixer reparant el que va quedar pendent.

La meva filla gran, que va tenir un part llarg, eutòcic i amb fòrceps en l'expulsiu, i a la qual li dec la meva dedicació i interès en l´estudi i acompanyament a la maternitat, en un part respectuós i conscient, va dedicar llargs mesos a confeccionar un joc al qual va anomenar "néixer". Aquest que consistia a reproduir l'expulsiu mitjançant el lliscament del seu cos a través de dos matalassets que, a manera de sandvitx, estrenyien el seu cosset, mentre ella lliscava cap a la sortida on jo havia d'esperar-la i agafar-la, unes vegades des de dalt, unes altres des de baix, unes altres havia de fer-ho sola, unes altres ho feia en silenci, unes altres plorava en sortir, unes altres..., fins que la repetició i l'exploració van satisfer la seva necessitat de reparació.

Hi ha parts que esdevenen com en intermitències, és a dir, quan sembla ser que les contraccions s'han iniciat i que el treball de part es comença a desenvolupar, de sobte es para durant hores o dies. La mare, sovint acudeix feliç i excitada a la clínica, on rep frases del tipus "encara no estàs de part", o "estàs verd", que a la meva manera de veure és del tot descoratjador i confús, perquè ni som fruites ni és el verd un color que encaixa amb la visió interna que tenim de la nostra vagina, del nostre canal de part o del nostre nadó.

Cal esmentar que aquesta circumstància de parada pot canviar en qualsevol moment (a diferència de les fruites i hortalisses, que si estan verdes avui, en quatre hores o l'endemà no poden estar madures) i que, si més no, des del meu punt de vista, en els estils de transició intermitents, el part ja s'ha iniciat encara que porti uns dies la seva arrencada completa. El procés és intermitent i l'estil requereix de consciència, calma i il·lusió per les peculiaritats de l'arribada de la nova persona que, sofisticadament va avisant per no donar sorpreses i que tot estigui preparat.

Quan acompanyo a mares que estan en aquest tipus de realitat, a la qual el "sí" i el "encara no" estan jugant una partida de cartes. Acompanyo en la consciència que el part ha començat, que aprofitin els avisos de manera preparatòria, per iniciar el procés d'exercicis i respiracions que han après, per poder transitar durant el procés de dilatació, deixant fora del seu cos, de la seva ment i del seu espai de seguretat personal, totes les aportacions, frases, i estímuls que no ajudin a aquesta consciència, ni facilitin la tranquil·litat i la regulació que necessiten per al trànsit que s'acosta.

Ningú coneix amb certesa què és el que exactament dispara el part, però el que sí sabem segur és que hi ha una conjunció de múltiples factors, que depenen tant de la mare com del nadó i que tots dos es retroalimenten i formen part d'un mateix equip. Si deixem anar les creences que obstaculitzen i desanimen, si deixem anar aquest creure'ns que això de fora té més pes i més saviesa que això de dins. Si ens empoderem i ens aferrem a la confiança i al vincle que hem anat forjant durant nou mesos amb el nostre nadó, respectant el seu ritme d'arribada més enllà de les dates i els números i en plena connexió amb la vida i el seu misteri, rendint-nos a això, possiblement allò que era un "sí, però no" passarà a convertir-se en un gran "sí", una vegada que l'embaràs arribi al seu terme.

En la recta final, l'empoderament ve del *Grounding* intern (cos i arrels internes), de la capacitat de sostenir-nos i confiar, de la nostra fermesa i de la visió interna, del vincle i dels nostres recursos. És com si poguéssim visualitzar un gran eix intern que manté la nostra estabilitat i ens calma, que agafa les regnes, convertint la incertesa de fora en un gest de respecte i de confiança vers la vida, cap a nosaltres i cap el nostre fill.

Interferències a la transició

Per descomptat hi ha interferències que són pròpiament físiques i que obstaculitzen una transició respectuosa i fluida, com aquelles que, o bé, fan referència a una mala col·locació del nadó, o bé a la mala col·locació de la pelvis de la mare, casos en els que es requereix de la intervenció de l'obstetre, perquè el part pugui desenvolupar-se sense dificultats. Afortunadament avui dia aquest factor es resol sense més complicacions en el relacionat a la supervivència del nadó, en bona part dels casos.

Si relacionem aquest tipus de col·locacions o de presentacions del nadó amb els aspectes emocionals i d'empremta, tal com s'ha anat esmentant, continuarà sent un aspecte en el qual fixar-nos per poder cuidar de la significació (no determinista), que això pugui implicar. A manera intuïtiva podem pensar en la de vegades que ens "girem" davant d'una situació o ens presentem "en una mala postura" per encarar determinats esdeveniments. Aquestes són petites pistes que ens ajuden a entendre possibles maneres de veure el món, en persones que han tingut aquest tipus d'empremta, tot i que la meva postura davant això, sempre és la de fer la interpretació de la mà de la persona afectada, perquè sigui ella la que doni la resposta que més s'adapti amb la seva vivència.

Altres interferències que trobem són externes a la díada mare-nadó i es relacionen amb els **familiars**: a vegades inoportuns, invasius i impacients, unes altres acurats i respectuosos. L'**enquadrament hospitalari**: canvi de sales, paperassa, ambient hospitalari tibant, soroll, protocols, medicalització i instrumentalització innecessàries (amb això no vull dir que sempre sigui innecessària, pel contrari, en moltes ocasions sí que ho és i salva moltes vides). La parella que condueix amb **nervis** i augmenta la tensió, fent que la mare que parirà hagi de cuidar, més del que és cuidada. La **invasió** de l'espai de treball, la preparació i la regulació de la mare, a través de comentaris innecessaris (no aguantaràs, encara queda molt i si sents dolor ara després veuràs…),l'ús d'imperatius poc respectuosos (estira't, seu, no et moguis…) o el contacte poc respectuós amb el cos de la mare que està donant a llum a través de tactes vaginals innecessaris, l'obligació de parir en postures incòmodes que no afavoreixen l'expulsiu, o bé la manca d'informació en relació a la intervenció que es farà en el nostre cos (maniobres, administració d'oxitocina o similars com a inductores del part).

Observem ara amb deteniment les interferències que fan referència al procés de part en sí mateix, amb les seves diferents fases.

De la interferència al recurs
Primeres fases. Procés de dilatació, treball de part

Activació del còrtex cerebral vs activació del nostre cervell reptilià.

Segons va encunyar MacLean, P. (1990) en la seva visió triúnica del cervell, aquest òrgan està format per tres cervells que es relacionen i es complementen entre ells.

La capa superficial, que cobreix el nostre cervell s'anomena neocòrtex. Aquesta és responsable del pensament, la percepció, l'enteniment i el llenguatge, vindria a ser la realitat més evolucionada del nostre cervell. En segon lloc tindríem el nostre sistema límbic, encarregat de processar les nostres emocions, l'aprenentatge de les quals depèn de l'assaig-error de l'experiència, així com de la regulació a través del còrtex.

Finalment tindríem el cervell reptilià, la part més profunda del nostre cervell on acollim els instints i els patrons genètics.

Durant el procés de part, acostuma a ser una gran interferencia l'activació del còrtex cerebral, perquè ens predisposa a estar més fora, en el control i en la gestió externa, que no pas a dins, en la guia de la nostra regulació instintiva i corporal.

Moltes vegades encoratjo a les mares a delegar en la seva parella totes les gestions logístiques en el moment del part: bossa, cotxe, ordre, coses, trucades..., perquè elles puguin fer un treball de respiració i retirada del món que les desconnecti més de l'extern i les connecti més amb el seu món intern, per conquerir una millor regulació.

La importància del cervell reptilià rau en la condició d'animals que tenim i som, així com en el recurs que això ens proporciona a l'hora de parir. En realitat ningú ha de dir-nos com parir, ho sabem de sèrie. Com a espècie, des de temps immemorables les nostres ancestres han parit en connexió amb el seu instint maternal i amb el seu cos, comptant com a regulació única amb allò que marcava el seu instint i amb la confiança en la vida que s'obre camí, sense complicar-ho, sense peròs, sense dir "i si...", sabent-se canal de vida i instrument al servei incondicional cap a la humanitat, en l'acte més sagrat de tota la naturalesa: el de prosseguir amb l'espècie.

Parim, trobem la nostra postura per donar a llum, respirem, cridem i ens enamorem del nostre nadó sense haver de controlar-lo, gestionar-lo o forçar-lo. Simplement passa, quan li obrim espai, desconnectem del "mundanal soroll", amb tot el que això significa i ens rendim davant la immensitat del misteri de la vida.

Activació del Sistema Nerviós Simpàtic vs Activació del Sistema Nerviós Parasimpàtic.

El Sistema Nerviós Simpàtic (SNS) s'activa quan és necessària l'alerta, l'activació i la preparació per a la fugida i la defensa. Actua en conjunció amb el nostre sistema d'alarma davant els perills potencials i la necessitat de protegir-nos davant un perill (que pot ser real o imaginari a partir de les nostres experiències). Per a l'activació d'aquest sistema és especialment important la nostra receptivitat i la filtració sensorial, que seran les encarregades d'interpretar com a amenaça els estímuls. El nostre sistema auditiu és especialment sensible en aquest sentit, fins i tot hi ha estudis sobre l'impacte de determinats tons auditius en persones amb certs traumes. (Porges, S. 2016. *La teoria polivagal*).

L'activació del SN en la branca Simpàtica, a més, promou una sèrie de canvis en el nostre sistema endocrí, que fan que se secreti cortisol, promovent al seu torn una situació d'estrès. El nostre cos s'acidifica, deixant el nostre sistema de defensa més exposat.

Aquesta reacció, necessària quan realment estem en perill i necessitem defensar-nos i protegir-nos, passa a comprometre el nostre organisme i el nostre equilibri intern quan es cronifica, és a dir, quan s'activa de manera automàtica i contínua en el nostre dia a dia, ja sigui perquè estem exposats a realitats difícils, o bé davant de situacions que, encara que poden ser interpretades com a perilloses per les nostres experiències passades, veritablement no ho són. Els estats crònics d'activació del sistema d'alerta humà (que impliquen l'activació del SNS), promouen l'estrès (unit a emocions de catexis negativa com la por o l'ansietat) i l'agressió a la forma (en el sentit que encunyava Keleman, S. (1997) quan parlava de les agressions a la forma com una manera d'utilitzar el nostre cos com a instrument sostenidor i traductor de l'estrès mitjançant la tensió).

Hi ha un alt percentatge de mares que al llarg de l'embaràs entren en estrès pel temor que susciten les ecografies, les anàlisis, els tests i "el que el meu ginecòleg o ginecòloga em confirmi que tot va bé". Aquest percentatge augmenta estrepitosament quan hi ha algun aspecte del nadó que no acaba d'encaixar amb els barems establerts, per exemple, quan el nadó està per sota del percentil de pes esperat.

Moltes vegades, aquest diagnòstic cau com una gerra d'aigua freda sobre la mare que escolta la sentència, amb culpa, tristesa i por. Activa el seu SNS i, des d'aquí, intentarà "fer" el que sigui perquè l'amenaça s'allunyi. Moltes vegades aquesta informació no dóna dades especialment rellevants, ja que igual que no tots tenim la mateixa alçada o la mateixa constitució, tampoc els nadons la tenen: si els dos pares són petits, podem esperar que el percentil de la mitjana es quedi per sobre del nadó en camí.

En ocasions, la falta de creixement del nadó dins de l'úter sí que és alarmant i indica que alguna cosa no s´està desenvolupant del tot bé. De totes maneres, el que resulta menys aconsellable és justament "fer" per part de la mare, perquè sabem que en nombroses ocasions el CIR (creixement intrauterí retardat) és coadjuvant a l'estrès de la mare, per tant, la millor guia és no fer res, descansar, relaxar-se...

Unes altres vegades, l'estrès ve donat justament pel contrari, és a dir, quan s'informa la mare que el nadó és "mooolt" gran i, encara que aquí a nivell mèdic en principi no hi ha preocupació (tot i que que en alguns casos s'estudiarà la diabetis gestacional), moltes vegades aquesta afirmació espanta sobiranament a la mare, especialment a la primípara (mare d'un primer fill), que ha de donar a llum i que pensa si en serà capaç.

Evidentment existeix una relació directa entre la grandària del nadó i la facilitat per transitar el canal de part, és a dir, en general és més fàcil donar a llum un nadó de 7 mesos de gestació que a un de 9, però ens oblidem, com gairebé sempre, que el nostre cos està preparat i feliç de parir un nadó a terme, de fer-li l'espai que necessiti i d'haver gestat un nadó grassonet i saludable que tindrà moltes més facilitats per a sobreviure, que un nadó prematur.

Quan arriba a consulta una mare que porta al seu cap, en la seva emoció i en el seu cos la frase "el meu nadó és mooolt gran" o "el meu nadó és massa gran" jo els dic: "enhorabona, bon treball, que bon equip esteu fets". "Confia, perquè el teu cos li donarà l'espai que necessita, de la mateixa manera que li ha donat el pes que necessita". D'aquesta manera la mare s'empodera novament del seu cos i de la seva capacitat, desconnecta del SNS i de l'alerta (física i emocional) que això implica i, a l'hora activa la confiança i la relaxació donant la benvinguda al gran company i amic de la dona embarassada: el Sistema Nerviós Parasimpàtic (SNP), el nostre gran recurs per gestar i parir saludablement i ser respectuosos amb el nadó i amb nosaltres.

L'activació del SNP és un dels objectius bàsics en l'acompanyament de l'embaràs, en la gestió emocional durant la gestació, en l'aprenentatge respiratori durant les quaranta setmanes i, a més, és l'instrument bàsic que necessitem per al procés de dilatació.

Porges, S. (2016), des de la seva *teoria polivagal*, encunya la importància de l'activació del SNP a través de la consciència respiratòria, així com de l'activació del nervi vagal, en la seva branca basal per promoure la relaxació.

A través de la respiració i durant l'acompanyament a l'embaràs, activem l'oxigenació fetal mitjançant una respiració conscient i abdominal. Jo l'anomeno *respiració d'aigua* per ser una respiració emocional i balsàmica, comparable al bressoteig que rep el nadó dins les aigües uterines. Al compàs polsant de la inspiració i l'expiració la mare es relaxa, es regula, drena les seves emocions i troba la calma. El nadó es mou, respon, es vincula amb la seva mare i navega feliç a la seva casa.

Dins vs Fora

Un altre concepte important en relació al procés de dilatación és el de *frontera*, és a dir, l'espai que ocupa el límit entre l'intern i l'extern i tot el que aquest lloc, al qual m'agrada anomenar *"la frontera de la pell"* representa.

En el procés de part la transició entre estar dintre i sortir fora la fem a través del canal de part i la dilatació d'aquest, cosa que fa el nostre cos amb ajuda del nadó, per acabar conquerint l'exterior. El nadó passarà d'un lloc fosc a un lloc amb llum, d'un lloc calent a un lloc fred, d'un lloc ingràvid a un lloc gràvid, d'estar estret a tenir el seu primer moviment expansiu, de respirar i alimentar-se a través del cordó umbilical a fer-lo pels seus propis mitjans, d'estar dins del cos de mare i ser part d'ella a necessitar el cos de mare però sense ser part d'ella (o almenys des d'un punt de vistal purament físic, ja que des de la perspectiva emocional continuarà la simbiosi i un embaràs extrauterí durant el primer any de vida).

El procés de transició que es desenvolupa al llarg del part, és un procés simbòlic que explica la història emocional de les dificultats i de les interferències, del que és agradable i màgic, del que és intens o calmat, de les nostres peculiaritats a passar de dins a fora. Precisa, per part de la mare, d'un espai sentit per estar dins, connectada i en sintonia amb el nadó, per després poder anar a fora i connectar de nou amb el món en acabar la transició.

Això que és tan vívid i tan intens en el procés de part, és quelcom que anem preparant i dibuixant durant la gestació i la preparació per al part. La mare treballa sobre la seva *frontera de la pell* durant tot el procés de gestació i en un sentit ampli, no només atenent el canal de part, sinó entenent el lloc fronterer entre el seu cos i l'exterior, com un lloc de regulació, de protecció i d'atenció que l'ajudarà a la presa de consciència i a la gestió emocional, en general.

La pell, l'òrgan més gran de tot nostre cos, experimentarà grans canvis al llarg de l'embaràs, no només per l'extensió i ampliació del seu territori sinó també per la tasca de contenció i abraçada, per la representació simbòlica com a frontera que té, en relació a la invasió i afectació emocional que ens procuren els estímuls externs.

Lipton, B. (2005. *La biología de la creencia*) parla de la membrana cel·lular com aquest lloc "màgic" (així es refereix a aquest) de regulació, que determina l'intercanvi de la cèl·lula amb el medi i procura l'equilibri d'aquesta, atenent les seves funcions vitals i les seves necessitats. Va parlar de la membrana cel·lular com el cervell de la cèl·lula, com un lloc intel·ligent i regulador que procura l'homeòstasi, és a dir, l'equilibri de la cèl·lula, que a més és programable en funció de l'ambient extern (es regula en relació al que deixa passar o no), per tant és capaç de promoure canvis en l'expressió dels gens en funció a les respostes de la informació ambiental (Gómez, M.I. 2018. *Del silencio a la luz. Un camino de crecimiento sin atajos*).

Si recollim aquest important i revolucionari concepte de Lipton, que a la vegada respon a les bases de l'epigenètica, i ho traslladem a la mare embarassada, observem el següent: la nostra pell no és únicament un lloc físic que delimita el nostre cos, és també un lloc simbòlic de protecció davant les agressions externes, un límit cap a la invasió, un espai de contenció i d'abraçada i un espai d'interacció amb el medi que ens envolta, del qual ens alimentem i ens protegim, obrint-nos a la possibilitat de contacte o tancant-nos davant aquesta. Com seria imaginar que la pell és el cervell? Quina informació intel·ligent ens procura? Quina regulació fem d'aquesta? Les respostes a aquestes preguntes són una proposta de treball conscient i psicoterapèutic durant la preparació a la maternitat.

Amb mi i amb el nadó vs Amb l'altre i les circumstàncies

Un dels recursos per excel·lència durant la transició de part, és el repòs en les qualitats internes i en el vincle que s'ha anat forjant durant els mesos de gestació. Aquest tipus de consciència activa el nostre SN parasimpàtic i amb ell la relaxació i la confiança, la facilitat per a la dilatació i la distensió muscular així com l'activació del nostre hemisferi cerebral dret, que és molt més emocional i creatiu, responsable de *l'insight* i dels canvis significatius i globals, units a la generació d'imatges i a la possibilitat de la fantasia i la visualització com a lloc de refugi, recurs i treball personal.

Aquest lloc, si ha existit treball de preparació durant la gestació, i ja està disponible com a ancoratge, que el nostre cos reconeix i l'acull com un espai de distensió i de seguretat. Metafòricament seria com un espai ple de coses bones i conegudes, i com bé sabem, la previsibilitat dóna seguretat i assossec.

Hi ha mares que tenen imatges concretes d'aquest lloc dins d'elles, poden imaginar paisatges i llocs al bell mig de la natura als quals anar quan respiren, quan parlen amb el seu nadó, quan es balancegen sobre la pilota terapèutica. Unes altres mares utilitzen l'ancoratge a manera de sensacions, connecten amb la seva respiració i amb ella "endollen" la calma i la relaxació. A vegades, les imatges també tenen a veure amb el propi cos, així la mare visualitza l'interior del tors i l'abdomen en una imatge més realista carregada de llum, de color i d'elements que ens retornen que tot va bé. Qualsevol d'aquestes opcions és bona i terapèutica si ajuda a mantenir el focus dins i amb el nadó, en contacte amb nosaltres i amb el nostre fill. Com son llocs coneguts, treballats i visualitzats amb anterioritat, porten una càrrega emocional associada que reprodueixen sensacions que ajuden i que enforteixen, que ens col·loquen en el nostre eix i que desperten la nostra intuïció.

En contraposició a l'exposat anteriorment, quan es col·loca el focus a l'exterior, a les circumstàncies i en l'altre, la respiració tendeix a desconnectar-se, el flux emocional deixa de regular-se amb consciència i el contacte amb el nadó es perd, disminueix l'oxigenació i augmenta la tensió.

M'agrada dir, que no és tan important estar totes les hores de trànsit connectada, com el fet d'adonar-se que ens estem desconnectant i saber fer el camí de retorn. Tal i com passa a la vida mateixa, és a dir, no s'ha de pretendre ser perfecte, sinó conèixer els teus punts febles, les teves sortides encobertes i el saber tornar al teu centre en una pulsació conscient de retorn. Això no és només el més saludable, sinó també el més realista i aconsellable.

Tensió vs Rendició

"No es pot evitar el dolor però sí el sofriment". Buda

Aquest punt està molt relacionat amb els anteriors. La tensió es relaciona amb el nostre sistema d'alerta, amb la necessitat de fugir o de lluitar. De les contraccions ni podem fugir ni hauríem de desitjar fer-ho. El concepte de lluita porta en si mateix el missatge de "anar contra algú" i en aquest cas aquest "algú" som nosaltres mateixes.

Sóc bastant contrària al pensament socialitzat que existeix en relació a les contraccions com una cosa insofrible i tediosa. Jo canvio la fórmula de "ja queda una menys" per la de "ja tens una més". M'explico: estem acostumades a defugir del dolor com si fos una amenaça, alguna cosa a evitar costi el que costi, fins i tot hi ha també una frase popular que diu "...i em vaig posar l'epidural perquè, per què sofrir". El sofriment en el part i en la vida és evitable. El dolor no, i en relació al part només en algunes ocasions.

Moltes vegades sofriment i part sembla que vagin de la mà, però en realitat són, des del meu punt de vista, planetes llunyans. El part és alguna cosa que podem gaudir i viure amb alegria i goig, amb orgull, com un treball personal d'envergadura, on la nostra maduresa lligada a la capacitat de soseniment entren en joc. Podem viure el dolor, però no tenim necessitat de patir-lo. A diferència d'altres situacions doloroses de la nostra existència, aquesta és l'única que procura un final feliç i transcendent, que representa una fita en la nostra existència i, a més a més es passa, és a dir, el dolor no es queda, finalitza en un determinat punt.

A més, al llarg del meu treball com a psicoterapeuta en l'àmbit de l'acompanyament a la maternitat, i segons la meva pròpia vivència de la maternitat (la primera medicalizada i instrumentalitzada i la segona natural i respectuosa amb el meu cos, amb el meu ritme i amb el meu nadó), és important entendre que el dolor durant el part i la dilatació té un ritme marcat, és predictible, va fent els seus cicles i augmenta d'intensitat de forma progressiva i no sobtada. Conèixer la nostra manera d'afrontar el dolor i les nostres estratègies defensives per a tal fi, és necessari per anar al part sabent a què ens exposem i cuidant el que és necessari cuidar (que té a veure amb la nostra història, amb el nostre cos i amb el respecte i afecte que es mereixen).

Contra el dolor no s'ha de lluitar, es transita amb consciència i amb manteniment, en contacte i sense inundar-se. És un tràmit que ens dóna el bitllet cap a la llum, després de transitar la nostra pròpia ombra. Però quan estem en aquest punt apareixen els patrons antics, les creences distorsionades i les pors profundes que ens defensen i ens empenyen cap a l'evitació i la fugida, en un intent d'escapar. Aquest fet ens deixa àvids del que hi ha més enllà, en la conquesta del següent portal, aquell en el qual apareixen forces desconegudes que habiten en nosaltres mateixes i que ens empenyen a donar llum.

En realitat no tenim por de la foscor, sinó a la nostra pròpia llum. Ja ho deia Nelson Mandela (2008) quan afirmava que *"la nostra por més profunda és a ser poderosos"*.

El nostre dolor el coneixem, sovint el que desconeixem és la nostra capacitat per estar amb ell. Les nostres defenses les coneixem, el que desconeixem és la força que apareix més enllà d'elles. Sabem lluitar, cadascun a la seva manera i a partir de la seva història, el que ens costa és rendir-nos, atrevir-nos a veure, afluixar, deixar anar, respirar el dolor, deixar que passi dins de nosaltres, notar sense jutjar, obrir i deixar sortir.

En resum podem afirmar que desconnexió, por, SNS, defensa i fugida van unides i configuren patrons més complicats de part, en els quals acostumen a haver-hi parades i bloquejos de tota mena: estancament en la dilatació produït per la tensió, pèrdua del batec cardíac del nadó, medicalització i instrumentalització. En contraposició a l'exposat anteriorment, la connexió amb nosaltres mateixes i amb el nadó, l'activació del SNP i d'una respiració oxigenant i conscient, la confiança en els nostres recursos i en la vida, la rendició física (muscular), psíquica i emocional, així com l'obertura, procuren patrons de parts més saludables i respectuosos amb la mare i el nadó.

Pèrdua de control vs Centre i eix

Relacionat amb el punt anterior, el dolor i l'intent de fugida fan que en la regulació emocional es desbordi, es descontroli. En realitat això forma part també d'un intent de fugida, com si en escapar-se de la nostra pròpia contenció, l'emoció pogués sortir del cos cap a fora. D'alguna manera les fronteres es tornen toves i excessivament permeables deixant-nos escampades, sense suport, sense contenció, sense abraçada.

Quan el nadó plora desconsoladament i se sent desemparat, els braços i la calor del sosteniment matern, li donen estructura i li permeten la regulació emocional. A la nostra vida adulta i independent de la figura materna, aquest sosteniment és intern, l'abraçada i la contenció passen de ser físiques a ser simbòliques. És un recurs important i necessari el fet de comptar amb la calor terapèutica d'una bona mare interna, que sosté i conté, que ens retorna al nostre eix i facilita la nostra regulació emocional en els moments difícils del trànsit, aquells en els quals la foscor sembla que s´apoderarà de nosaltres.

Encara que aquesta reflexió és vàlida per als moments difícils de la nostra vida en general, durant el procés de part és com si poguéssim resumir aquests moments, o com a mínim molts d'ells, en unes poques hores de molta intensitat. Les estratègies d'afrontament s'uneixen formant una *Gestalt*, un tot de les nostres tendències bàsiques d´encarar els problemes i les situacions complexes, així restem nues i exposades davant d'elles.

Construir una bona mare interna és una tasca que desenvolupem al llarg de la nostra vida, però que no sempre aconseguim fer d'una manera exitosa, perquè depèn en gran part del maternatge que hem rebut i de si aquest ha estat incondicional o condicional, present i constant o intermitent i impredictible, segur o ansiós, existent o inexistent.

Sovint un dels treballs de preparació a la maternitat es basa en la reparació d'aquest aspecte i en la construcció d'una bona mare Nutrícia (cuidadora, amorosa, present) interna que pugui sostenir-nos durant tot el procés.

Físicament no podem ser mares si abans no hem estat filles, és una obvietat, ho sé, però em sembla interessant traslladar aquesta afirmació tan clara i rotunda a la nostra vida emocional i al procés de maternitat: no podem maternar si abans no hem estat maternades. La gestació és també un espai de construcció d'un lloc intern de sosteniment i d'abraçada cap a nosaltres mateixes, d'eix, d'equilibri i de corregulació al costat del nadó.

A dalt vs A baix

Els patrons de control són molts i es podria fer una tesi de com es configuren cadascun d'ells en funció del tipus d'estructura de caràcter amb la qual estem treballant.

En el capítol dedicat a les estructures de caràcter veurem algunes pinzellades sobre aquest tema. Tot i així, en termes generals és important esmentar que quan pensem en control, el focus se'ns en va al cap. Quan ideem controlar una situació ràpidament el nostre sistema cognitiu es posa a treballar, genera estratègies i pensaments, visualitza opcions, i això genera una sèrie de canvis en el nostre cos, tant a nivell físic (més tensió, més activació) com a nivell de l'ambient bioquímic intern (canvis hormonals, sistema de defensa...).

Per tant la nostra atenció es focalitza més en les zones altes del cos (entrada d'informació a través dels ulls i els sentits en general), espacialment al nostre cap i a la nostra mandíbula, també en el nostre pit.

Deixa't durant uns minuts, mentre llegeixes aquest llibre, atendre una situació concreta que precisi del teu control. Pren consciència del que passa dins el teu cos. Fíxa't quins són els llocs que més s'activen, els que es mantenen en alerta i els que més s'estrenyen i es tiben quedant menys disponibles.

El moviment clau i al qual em vull referir aquí, té lloc en les nostres vísceres, en tot el segment del nostre abdomen, incloent el nostre diafragma pèlvic i el respiratori. Les nostres vísceres queden atapeïdes i aprisionades, en tensió, com si estiguéssim fent un exercici hipopressiu inconscient que aglutina, estreny i aspira cap amunt tots el nostre òrgans.

Ara experimentarem el moviment contrari. Pensant en un moment relaxat, sense expectatives i sense perill, deixa't sondejar el que passa dins el teu cos, cap a on es dirigeix la teva atenció i els llocs del teu cos que estan més presents.

Fixa't que aquí el moviment tendeix a ser cap a dins i cap avall, en contraposició a l'anterior que era cap a fora i cap amunt.

En aquesta segona experiència, les nostres vísceres es relaxen, el perineu s'obre i deixa anar la tensió, la gravetat actua i passa a través del nostre cos acompanyant l'exhalació. Els músculs deixen anar l'estat d'alerta i el nostre moviment requereix menys desgast energètic.

La tensió cap amunt i cap a fora configura una agressió a la forma (Keleman, S. 1997), als aspectes somàtics que interfereixen en el procés de dilatació i part. Aquesta realitat física acompanya una predisposició a la fugida i al descontrol, la qual cosa dificulta en gran manera el procés natural de rendició i confiança necessari per obrir el camí al nadó i donar a llum.

Coherentment a l'exposat, la consciència i focus cap a dins i cap avall ajuden la relaxació, al contacte amb el nostre centrament intern i amb la consciència del nostre eix regulador, encoratjant la rendició saludable i un infantament respectuós.

Hi ha estructures de caràcter per a les quals la rendició i el deixar anar és extremadament difícil, i no només difícil, sinó també amenaçador. Podríem fer un estudi que relacionés cada estructura amb un estil concret de dilatació, això sí, salvant les distàncies i tenint en compte la individualitat, intentant no encasellar.

Una regla de tres bastant plausible, estaria en la línia d'afirmar que quan més tendència cap al control existeix, la tensió muscular, l'obsessió i la recurrència (per focalitzar l'energia al cap), la vigilància i la disposició cap a fora en el plà interpersonal, més dificultats per a la dilatació hi haurà.

Com a contrapartida, quan més tendència cap a la relaxació existeix, la distensió muscular (sense que això signifiqui un patró excessivament hipotens, amb falta de càrrega, perquè això implicaria dificultats en el teniment), la flexibilitat de pensament, la capacitat per imaginar i la millor disposició cap a dins en l'aspecte intrapersonal i empàtic (no inhibit i introvertit), trobarem menys dificultats per a la dilatació.

No hi ha espai suficient vs Puc donar l'espai necessari, aquell que el meu fill precisa

---

El canal de part i el pas a través d'ell, representa el moment de descens a la vida. És com una porta de sortida i d'entrada alhora, de sortida del món uterí i d'entrada a l'univers gràvid de la vida humana.

El cos de la dona va adoptant i adaptant la seva forma al cos del nadó, en una pulsació contínua que arrossega i condueix cap a l'exterior.

A tall d'exemple i al·ludint a un joc, quan un nen juga a passar a través de les cames d'algú o de diversos alhora, gatejant o col·locant el seu cos de manera que se li permeti reptar com un llangardaix, desplaçant-nos en el sòl mentre uns altres es mantenen dempeus amb les cames obertes, generant una espècie de túnel humà, l´esperable és que per tal que el joc marxi bé, els que fan de túnel no oposin resistència al pas del company, adaptant i jugant amb la flexió i estirament de les cames per aconseguir una espècie d'acoblament flexible.

En termes generals i salvant algunes excepcions, sempre hi ha espai suficient i el nostre cos està preparat per donar-lo. Acostumen a obstaculitzar més les tensions i la falta de moviment flexible i pulsant, que la pròpia obertura del canal. En aquesta rigidesa influeix i afecta notablement la nostra creença sobre aquest tema. Podem quedar-nos embussades en el "no hi ha espai suficient" fins i tot en el "em trencaré" o conrear el pensament de "puc donar l'espai necessari, aquell que es precisa, aquell que necessita el cos de la meva filla".

Si ens fixem en aquesta última afirmació i pensem en la maternitat en el sentit ampli de la paraula, observem com apareixen aspectes que tenen a veure amb el respecte, la cura i el conrear la llibertat dels nostres fills. Perquè donar espai és una forma de respecte en la criança, perquè oferir un espai significa reconèixer la individualitat, perquè donar espai va lligat al fet d'atrevir-nos a deslligar la simbiosi i anar més enllà en el vincle, en un contacte que ja no és físic però que continuarà existint sempre des del cor.

Donar espai significa acomiadar-nos de nou mesos de simbiosi física, significa dir adéu a dos cossos que en són un, vol dir abandonar una realitat per provar una altra i haver d'adaptar-nos a ella com puguem i amb totes les nostres qualitats i els nostres defectes.

Durant la transició a través del canal, tots aquests aspectes es posen de manifest i si ens quedem només amb allò purament físic, correm el risc que les actuacions possibles siguin també només des d'aquesta perspectiva, perdent així la possibilitat d'anar més enllà en el nostre creixement personal i no brindant-nos la possibilitat que els aspectes psico-afectius generin canvis que afectin la realitat física.

Donar l'espai necessari i treballar en el seu simbolisme d'una manera conscient a través de la visualització i la consciència corporal, ajuda al fet que aquest moment es pugui viure d'una manera més harmònica i en sintonia amb l'eix intern, oferint al nadó una empremta d'amor i cura que reverberarà durant tota la seva vida.

Volem persones saludables, que sàpiguen respectar els seus drets, els seus límits. Que tinguin una bona autoestima, que sàpiguen dir no i empènyer (simbòlicament) per plantar-se en el món, que puguin respectar el seu territori d'una manera amorosa, sense haver de lluitar però amb contundència i estructura. Que sàpiguen contenir-se i esperar, a la vegada que van cap endavant i avançant. Que tinguin un enfocament i uns objectius clars i que no els perdin de vista. Aquesta primera empremta està en la conquesta del trànsit a través del canal de part i en l'espai que vam poder cedir, oferir, adaptar, obrir a les nostres filles.

De la interferència al recurs

Fases productives. Clímax i expulsiu

Si és cert que som caduques,
per què no ens despulla la tardor?
I ens deixa nues, perennes.

Clara Comas

L'expulsiu, també conegut com el clímax del part (el primer moment en el qual el nadó veu la llum), és el moment més intens i energètic del procés, l'instant de més càrrega, de més tensió i també de més risc. És aquest instant en el qual la vida esclata, el cos s'expandeix i l'expulsió esdevé.

La mare, que ha viatjat a través de tot el procés de dilatació, sovint al llarg de moltes hores i amb freqüència cansada, quan no exhausta, de l'espera i la regulació, es troba de sobte amb una força que sembla més animal que humana, amb uns desitjos d'empènyer que no obeeixen a cap ordre, amb un canvi en la respiració abrupte (s'accelera i es realitza a través de la boca tant la inspiració com l'expiració) i amb una sensació intensa de pressió en la zona pèlvica, com si de sobte totes les vísceres volguessin sortir del cos.

Quan estem ben connectades ningú ha de dir-nos com empènyer perquè el nadó coroni (presenti el seu caparró primer, per després treure'l) i posteriorment surti. És una sensació que ve instintivament i esdevé automàtica arribat el moment. Una vegada el cap ha sortit sol haver-hi un moment de parada, que és bo aprofitar per respirar i donar pas a la següent contracció i amb ella a la següent empenta, que acabarà per arrossegar la resta del cos a la superfície.

El nadó fa diversos moviments de rotació, tant amb el seu cap com amb el cos, acompanyant empentes i adequant-se a l'espai per aconseguir una millor posició i lliscament. Ningú li ho ha explicat abans, però sàviament ho porta en el seu instint.

Algunes mares expliquen que durant el procés de l'expulsiu han tingut una sensació molt intensa i plaent, pròxima a l'orgasme, o fins i tot millor que un d'aquests. Encara i així, això no és el més freqüent i malgrat que resulta molt gratificant sentir que aconsegueixes expulsar al nadó, l'experiència és d'una intensitat molt elevada.

Sovint, abans de la coronació, acostuma a haver-hi un dolor intens i agut que es transita millor deixant anar la veu i empenyent, acompanyant-lo amb força i contundència.

Durant aquest moment crucial del procés de part, la postura que tria la mare és molt personal i també instintiva. No totes tenim la mateixa manera de donar a llum, però totes podem trobar la nostra, la que millor ens va. És una postura que podem anar practicant durant la preparació i anar sondejant opcions i maneres que vagin encaixant amb el nostre sentir intern, però la veritat és que moltes vegades, fins que no ens trobem en aquest moment no podem triar la postura, perquè apareix gairebé espontàniament i oblidem les que no ens serveixen en aquest mateix instant.

En general les postures més recomanades són aquelles que utilitzen la força de la gravetat com a aliades: estar a la gatzoneta, sostenint-nos amb els braços i flexionant les cames a noranta graus, i moltes vegades també recolzades de costat i aixecant la cama que ens queda lliure, amb ajuda de la llevadora o de la persona que ens acompanyi en aquest moment.

Des del meu punt de vista, la postura és un recurs per parir, una forma postural que ens converteix en el millor canal de pas. Una bona postura tendeix a presentar el cap mirant cap a dins, les cames se separen i es flexionen (deixant espai i procurant un sosteniment no rígid), la panxa es desplaça cap avall (empenyent al nadó) i el canal s'obre donant llum a un nou ésser.

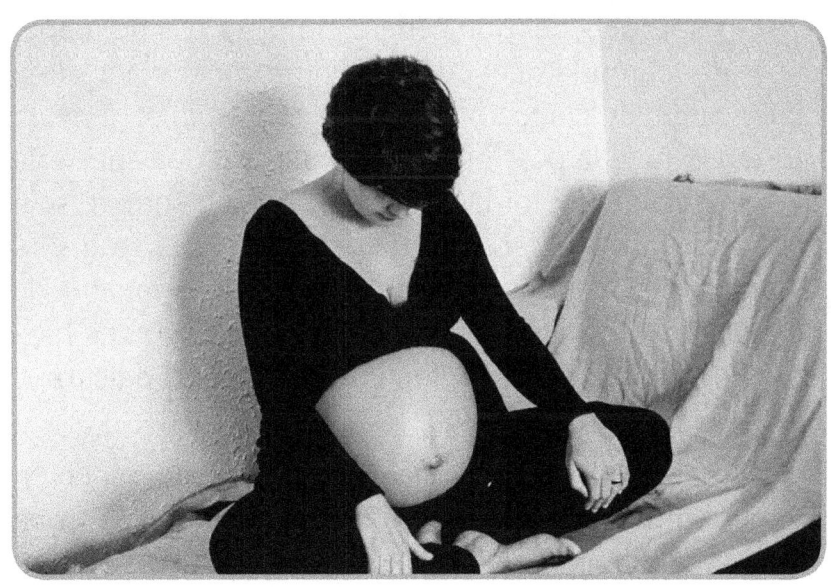

Les interferències principals en aquest punt del part estan associades a la medicalització i, en conseqüència a la instrumentalització.

Conforme el procés de dilatació va avançant i ens acostem a la cúspide del part, les contraccions van augmentant d'intensitat, de freqüència i de durada. Sostenir aquests moments té la seva complexitat i el seu treball personal, com ja ha estat descrit a l'anterior apartat, però en el moment de l'expulsiu, ja no hi ha res que sostenir, només cal parir, cridar, deixar anar i empènyer.

A vegades la mare demana anestèsia epidural en un moment primerenc de la dilatació. Quan això passa, tot el procés acostuma a alentir-se i, fins i tot, a parar-se. Conquerir des d'aquí la dilatació completa (una obertura de 9 centímetres) sol ser costós i amb freqüència és fa necessària l'administració d'oxitocina per intensificar les contraccions d'una manera artificial (així són més intenses i abruptes del que genera el nostre cos de manera natural), amb la qual cosa l'administració d'anestèsia també augmenta, així com la falta de sensibilitat, (encara que ara hi hagi la possibilitat d'administrar una anestèsia que no "mata" del tot la nostra sensibilitat, sempre se'n perd una part, és clar), fa que perdem el nostre instint natural d'espoderament, comprometent el moment de l'expulsiu i augmentant la probabilitat que el part s'hagi d'instrumentalitzar (usant fòrceps, ventoses o pales) per a extreure al nadó del canal.

En uns altres casos, la mare demana l'epidural en un moment més avançat de la dilatació, just quan es troba de cara amb la pròpia ombra (amb el dolor intens, la sensació de no poder més, l'esgotament i la sensació de que manquen les forces i sembla que no podrem aguantar). Gairebé totes les mares que hem parit coneixem aquest moment i totes les mares que pariran el poden transitar amb més o menys intensitat. No és un moment fàcil, però és un moment de transició important. La superació d'aquest, ens porta a un nou lloc en el qual neix aquesta força de caire animal, de la qual he parlat anteriorment, que ens empodera i ens connecta a la vida.

Aquest moment és un lloc en nosaltres mateixes, una trobada amb la nostra ombra més fosca, amb la nostra vulnerabilitat més profunda, amb la por i el desempar. Aquí necessitem de tots els recursos amb els quals hem anat treballant i també de l'alè i del suport de la persona que ens acompanya en el trànsit, que també es pot haver entrenat per acompanyar aquest moment i ajudar a la seva superació.

I de la mateixa manera que apareix, se'n va, s'esfuma i es dissipa quan l'expulsiu arriba.

Totes les intervencions que impliquen medicalització així com instrumentalització es consideren interferències en el flux del procés de part. Moltes vegades necessàries, moltes altres no només innecessàries, sinó irrespetuosas i desaconsellables, perquè envaeixen i condicionen les empremtes emocionals tant del nadó com de la mare.

Abans d'acabar amb aquest apartat, vull assenyalar unes altres dues interferències importants.

En primer lloc, l'episiotomia, que encara que cada vegada és menys freqüent i ja no s'accepta el seu ús indiscriminat, segueix sent una pràctica habitual, especialment quan el part s'instrumentalitza. Sabem que l'esquinçament natural provocat per la sortida del nadó, és molt millor que el tall, perquè la recuperació és més ràpida, la cicatrització acostuma a ser millor i l'impacte per a la ferida físico-emocional de la cicatriu, també.

En segon lloc, les voltes de cordó. Quan el nadó les presenta, que en si mateix, això ja representa una interferència important, perquè impedeixen el lliure desplaçament i l´expulsió espontània i natural. El nadó nota en el seu coll la tensió i la pressió del cordó i haurà de lliurar-se, amb ajuda, d'aquesta dificultat per poder sortir al món. Aquesta empremta és una marca emocional significativa que pot tenir la seva traducció a un nivell més ampli i a partir de la interpretació de la vivència que li faci cada persona.

En nombroses ocasions m'he trobat amb pacients que narren la seva història del part al·ludint a una empremta d´aquest tipus i relacionen aquest esdeveniment amb la necessitat de portar una bufanda, un mocador o alguna cosa que els cobreixi i els protegeixi el coll. En uns altres casos, el relat és totalment oposat i la necessitat és de no poder portar res que pressioni o tapi aquesta zona perquè senten que s'ofeguen. Però des d'una perspectiva més general, i durant treballs regressius, moltes persones que connecten amb aquest moment de la seva història relaten la sensació d'ofec, de no poder expressar-se i de no poder avançar.

Aquesta sensació gravada en el seu cos els trasllada a moments posteriors de la seva vida adulta, en els quals senten que no són capaços de parlar, d'expressar-se, de donar la seva opinió, d'avançar en un nou projecte sense ajuda. També m'agradaria assenyalar, que hi ha d'altres persones que no relacionen amb res aquesta experiència prenatal i, per tant, no senten que aquest fet hagi marcat la seva vida a aquests nivells.

És clar que aquesta dificultat en el naixement és una interferència però, el seu impacte és totalment personal i variat. I aquesta és una afirmació que podríem traslladar a totes les interferències que s'han destacat en aquest apartat i es faran en els següents.

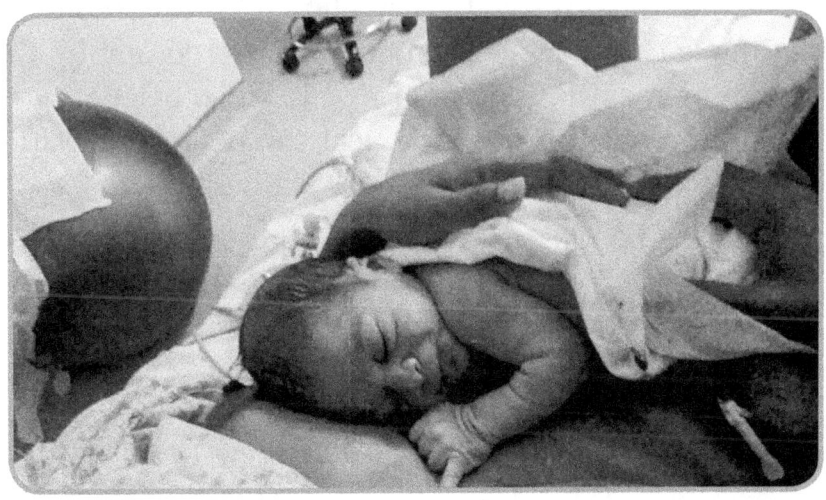

De la interferència al recurs
Fases de relaxació. Final de part

Quan el nadó abandona el cos de la mare, ha de fer una sèrie de transicions, una sèrie de canvis i adequacions al nou medi que li permetran iniciar la seva vida al marge del cos de la seva mare. Totes elles es donen pràcticament alhora, s'entrellacen i se solapen perquè l'adaptació sigui el més ràpida possible, encara que necessitaran d'un espai de temps perquè s'arrelin i s'integrin.

La *transició respiratòria* implica deixar de rebre el proveïment d'oxigen que procurava el cordó umbilical. Fins al moment la sang amb nivells alts d'oxigen, que fluïa a través de la vena umbilical cap al cor i el distribuïa a la resta del cos, suplia la funció respiratòria.

Aquest conducte flexible i cilíndric, mesura uns 50 centímetres i uneix al nadó en gestació a la placenta (i amb això a la mare). Està format per dues artèries i una vena i no només és responsable de l'intercanvi d'oxígen, sinó també de les substàncies nutritives que alimenten al fetus.

La sang que conté el cordó umbilical, té cèl·lules mare anomenades hematopoètiques, capaces de formar cèl·lules sanguínies i també les mesenquimàtiques, capaces de formar cèl·lules neuronals, òssies, musculars i cardíaques. Per aquest motiu i segons els estudis més recents i pioners són hàbils d'utilitzar les cèl·lules mare del cordó per estudiar i curar múltiples malalties. I aquesta és també la raó per la qual s'ha estès la donació del cordó umbilical.

No cal oblidar que, la sang que resta en el cordó en els moments posteriors a l'expulsiu, és reabsorbida pel nadó quan es deixa l'espai i temps necessari perquè el seu cos faci la transició respiratòria, és a dir, esperar que el cordó deixi de bategar, que la sang del conducte es reabsorbeixi i que els pulmons s´expandeixin en la primera inspiració de vida. A partir d´aquest moment, la pulsació que genera la inhalació i l'exhalació proveirà d'oxígen el cos d'un nou ésser i l'acompanyarà fins a la seva mort, fins a l'última exhalació.

Per tant, les transicions respiratòries respectuoses no permeten la donació del cordó i esperen a l´extinció del batec del mateix per tallar-lo sense generar interferències en el procés. Portarem per sempre, a manera de record del cordó que ens va unir a la nostra mare i de la nostra vida uterina, una petita cicatriu, a la qual anomenem melic i que compartim tots els humans. Aquest acostuma ser un lloc delicat, amb una sensibilitat especial, fins i tot hi ha moltes persones que no permeten ser tocades en aquest lloc. El melic és un punt carregat de memòria emocional, un disparador de les nostres vivències uterines i del tipus de trànsit que vam fer a la nostra transició respiratòria i alimentària.

Lligada a l'anterior, la *transició alimentària* també implica el cordó umbilical. Una vegada tallat, el nadó, sobre la pell de la mare, anirà semireptant utilitzant moviments amb el seu coll i amb el seu cap, fins trobar el pit matern. L'olfacte, inclòs també en la trasició sensorial, serà la seva gran guia en aquesta gesta i no necessitarà massa ajuda per iniciar la succió del mugró, que se sol donar instintivament i de manera reflexa.

Per tant, passarà de tenir una alimentació passiva a tenir-la activa. Continuarà depenent de la mare per satisfer aquesta necessitat vital, però l'activitat energètica serà molt més gran, implicarà el moviment reflex del seu cos i dels òrgans digestius, que s'estrenaran, a partir d'aquest moment, en la seva tasca.

D'aquesta manera, l'activitat alimentària unirà respiració, succió i digestió, lligant la realitat més física de l'acte d'alimentació, amb la més emocional, que està relacionada amb la respiració i la seva regulació, amb les nostres vísceres i el nostre cervell emocional (el cervell entèric).

Sabem que dins l'aparell digestiu existeix una extensa xarxa neuronal i que un alt percentatge de la serotonina que tenim en el nostre cos (el 90%) es troba en els intestins. La serotonina és un neurotransmissor responsable, d'entre altres processos conductuals i neuropsicològics, de l'estat d'ànim. També és coneguda com "l'hormona de la felicitat" i com un dels químics del "quartet de la felicitat", format per l'endorfina, la dopamina, l'oxitocina i la serotonina. La caiguda dels seus nivells en sang s'associa amb trastorns com la depressió i també amb altres trastorns psiquiàtrics. Per tant, la seva presència és crucial en la nostra sensació subjectiva de benestar.

Hi ha molta gent que associa el menjar amb la felicitat o amb un estat subjectiu de sacietat que produeix felicitat i assossec. En l'etapa oral del desenvolupament humà, que contempla aquests primers temps d'alletament i d'alimentació, la boca és el principal focus de plaer a través del qual aconseguim calmar l'angoixa. Si hi ha hagut una bona digestió de l'amor durant aquesta etapa i una bona disponibilitat per part de la mare per poder satisfer-lo a través de la nostra boca, el focus de l'oralitat es relaxarà i permetrà l'avanç en el nostre desenvolupament, procurant-nos autoestima i permetent-nos portar amb nosaltres el llegat de l'amor incondicional, aquell que ens ajudarà a afrontar les futures situacions de vincle i relació que ens trobarem en la nostra vida.

Tots aquests processos i la seva regulació s'inicien amb el funcionament del nostre sistema digestiu, així com de la ingesta de la llet materna, que no serà només un aliment físic, sinó també emocional. I que estarà unit a la capacitat de la mare per a sostenir als seus braços i satisfer d'amor, d'incondicionalitat, les necessitats del nadó.

Molt unit al sosteniment dels braços de la mare, està la *transició gravitatòria*. El nadó passarà d'un medi acuós i ingràvid a un medi gràvid, en el qual la gravetat exercirà una força sobre ell que encara no havia notat. Moltes vegades em quedo abstreta observant un nadó nounat i pensant en com serà per a aquest cosset notar l'impacte de l'atracció de la terra. Fins a aquest moment el moviment de les extremitats havia estat submergit, com quan estem bussejant en el mar i sembla que els moviments s'alenteixen. Ara els seus gestos i la seva extensió corporal és molt més àmplia i la sensació corporal de pes va impactant en les seves cèl·lules.

En la nostra vida adulta aquesta adequació a la gravetat definirà la nostra disposició postural i la nostra manera de presentar-nos al món, dibuixant el nostre cos i la seva forma, definint les nostres corbes i fent que unes emocions estiguin més disponibles que unes altres. El bressol d'aquest resultat són aquests primers moments de contacte amb la sensació de la gravetat, que estaran molt modulats i embalsamats pels braços de la mare, que esmorteirà i protegirà l'impacte de la sensació.

La *transició del sosteniment*, per tant, és la transformació de l'*abraçada de la carn* que suposava l'úter matern, en els últims mesos d'embaràs, pel d'uns braços ferms i contorneants. La contenció a manera de bombolla que delimitava la frontera amb l'exterior i el propi cos del nadó, per la mirada envolvent i calorosa de la figura materna. El microunivers ingràvid de la vida uterina, pel macrounivers gràvid de la salvatge i estimulant vida extrauterina.

Quan totes aquestes abraçades es poden realitzar amb estructura, fermesa, dolçor i amor, presència i desig, el nadó supera amb èxit aquesta transició, quedant en la seva memòria emocional la seguretat de la mirada i l'abraçada materna.

La *transició sensorial*, unida als sentits i incloent la pell, implica l'inici de la utilització d'aquests, sense l'amortiment que suposa l'aigua. Per primera vegada escoltarà la veu de la mare sense distorsions, però també el soroll, que fins al moment tenia el volum baixat. Veurà llums i ombres a través dels seus ulls, obrint per primera vegada les seves finestres al món. Sentirà el fred a la seva pell i la calor a la pell de la mare i estrenarà el seu sentit gustatiu, més enllà del líquid amniòtic, a través de la llet materna. Tots els seus sentits iniciaran un nou viatge que li permetrà anar ampliant el seu món i el seu cervell, en una explosió d'estímuls desconeguts i intrigants.

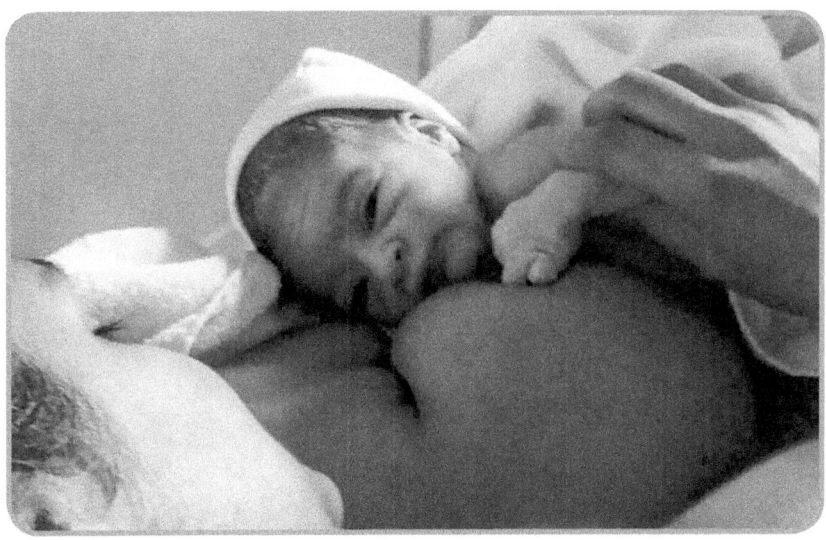

Totes aquestes tasques d'adaptació al nou medi formen part de les transicions necessàries per a la vida fora de l'úter, canvis que s'aniran allotjant i sofisticant dia a dia i que són necessaris per a la supervivència, tant física com emocional.

4

MATRIUS PERINATALS I RESSONÀNCIA PSICOLÒGICA

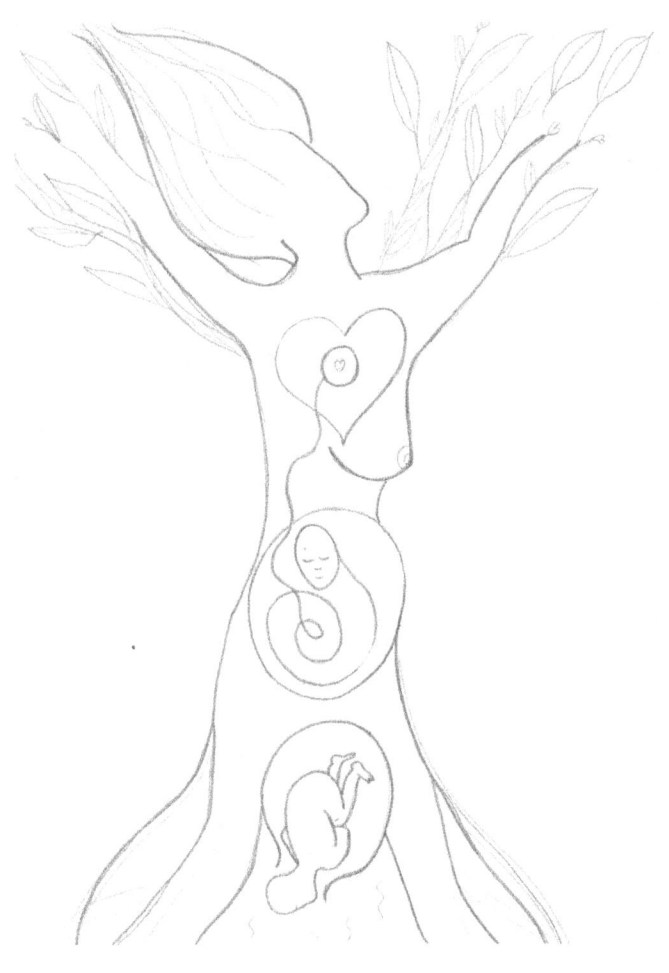

Un últim punt sobre el concepte de trànsit en la vida perinatal (abans, durant i després del naixement) que em sembla important contemplar i atendre per la rellevància i la riquesa que aporta en el treball de preparació a la maternitat i el seu acompanyament, és el concepte de matriu perinatal.

Amb clares influències en l'obra d'Otto Rank (*The trauma of birth*, 1929), el doctor Stanislav Grof, metge psiquiatre i psicoanalista i gran investigador dins de la psicologia transpersonal, va dedicar una part dels seus estudis al procés de naixement. Des d'aquí descriu quatre etapes al llarg d'aquest trànsit, a les quals va anomenar Matrius Perinatals Bàsiques (MPB). Aquestes matrius tenen diferents components o facetes, un d'ells correlacionat amb les fases clíniques i biològiques del part, un altre amb la realitat psicològica i les seves influències i empremtes per a la vida de la persona, i el tercer fa referència a la vivència espiritual i transpersonal.

És a dir, que la realitat perinatal és associada, per part de l´autor, a diversos elements transpersonales susceptibles de ser treballats. En un sentit Jungià, el nivell perinatal també representa una porta als arquetips de l'inconscient col·lectiu. Vegem algunes de les afirmacions bàsiques de Grof, S.:

Maria Beltrán

> *Les matrius posseeixen el seu propi contingut emocional i psicosomàtic i funcionen com a principis organitzadors del material d'altres nivells de l'inconscient [...]. Cadascuna té les seves bases biològiques, les seves característiques experiencials, la seva funció com a principi organitzador per a un altre tipus d'experiència i la seva connexió amb les etapes de desenvolupament infantil. Grof, S. Psicologia Transpersonal. Kairós 1988.*

Per a Grof, l´experiència del naixement és totalment decisiva i determina el desenvolupament posterior de la persona. En aquest llibre, encara que la visió no és tan determinista he intentat suavitzar i matisar d'una manera més àmplia i pulsant aquesta realitat, sí que em sembla important fer referència a les aportacions d'aquest autor per la riquesa i el treball que inspiren dins de l'acompanyament a la maternitat en particular, i al món de la psicoteràpia en general.

> *Les experiències de la mort i el renéixer, que reflexen el nivell perinatal de l'inconscient, són molt valuoses i complexes. Es manifesten en quatre pautes o constel·lacions experiencials típiques. Existeix una estreta correspondencia entre aquests grups temàtics i les etapes clíniques del procés de naixement biològic. Ha estat de gran utilitat per a la teoria i la pràctica del treball experiencial profund postular l'existència de matrius dinàmiques hipotètiques, que governen els processos relacionats amb el nivell perinatal de l'inconscient, denominades matrius perinatals bàsiques (MPB). Grof, S. Psicologia Transpersonal. Kairós 1988, p.123*

Primera matriu

Base biològica: experiència d'unió simbiòtica del fetus amb la mare durant l'experiència intrauterina. En principi és una situació ideal, encara que es poden experimentar moments desagradables units a factors biològics i físics (sensació de no tenir espai i no poder expandir els impulsos musculars, insuficiència de nutrients en la placenta al final de l'embaràs), i psicològics.

L'estat intrauterí afable s'associa a la sensació de no fronteres en els primers mesos, amb l'experiència oceànica de flotació i de ser aquàtic, o bé de pertinença al món interestel·lar, suspès en la ingravidesa o la pertinença a la Mare Terra en un estat paradisíac. Les condicions biològiques i psicològiques de tensió són resoltes satisfactòriament permeten un desenvolupament saludable.

L'experiència de la primera matriu inclou la vivència de la unitat, tant des del punt de vista físic amb la mare dins de l'úter o en l'experiència del pit i la lactància (que implica satisfacció i relaxació), com des del punt de vista còsmic i transpersonal.

També existeix **l'estat uterí pertorbat**, és a dir, quan no és possible tenir l'experiència de tot el citat anteriorment, a causa de diferents aspectes que poden dependre de la mare i la seva vivència, o de factors més externs i ambientals, però sempre units a allò que el nadó rep des d'un nivell més subtil.

Des d'aquest aspecte les aigües uterines es poden percebre com contaminades, perilloses i amenaçadores i la falta de fronteres, pot traduir-se en el nivell psicològic com una distorsió que s'acosta més a la psicosi per la falta de contenció.

Durant la infància o a la vida adulta, podem reproduir situacions que activin de nou aquesta primera matriu (jocs en família que encoratgin un estat de cohesió i intensitat emocional que acabi en satisfacció, viatges especials a paratges idíl·lics, banys en llacs transparents o en oceans en calma) tant d'una manera espontània i en situacions quotidianes, com d'una manera psicoterapèutica i en l'espai de teràpia. En aquestes situacions podem no només reproduir, sinó també reparar i afegir missatges i vivències a aquella primera experiència perinatal que no sempre ve acompanyada de memòries agradables.

L'objectiu és poder experimentar l'agradable i regenerador de la rendició i la confiança en una situació de flotació o de satisfacció intensa.

Segona matriu

Base biològica: Es relaciona amb l'inici del part biològic. Proveït de senyals químics i de contraccions musculars. Inicialment el coll de l'úter roman tancat i el nadó experimenta una sensació de no sortida, que posteriorment es va dilatant i entra en canal.

En **la pertorbació** l'angoixa i perill vital imminent sense interpretació possible (perquè no sabem què passarà) pot deixar disponible una part paranoide. La sensació de ser empassat o atret cap avall i la sensació del paradís perdut així com la vivència de l´acoblament com un empresonament, són alguns simbolismes que pertanyen a l'experiència d'aquesta segona MPB.

Encara que aquesta etapa, en la seva reproducció psicoterapèutica, implica pràcticament sempre un cert grau d'inquietud, em sembla rellevant també assenyalar **els recursos** que estan implícits en ella i que tenen a veure amb l'abraçada, amb la contenció, amb el focus i amb el lliscament en la pulsació.

En la reproducció d'aquesta matriu durant la infància o la vida adulta, apareix la sensació de sentir-se petit davant determinades situacions, inferior i sol davant una força més gran, víctima davant la vida o davant una determinada experiència. I, pel que fa a la realitat transpersonal, un sentiment de solitud metafísica.

La reparació terapèutica apareix a partir de l'empoderament i la confiança en les qualitats i els recursos ja conreats, que són molts en un adult i que han d'ensenyar-se i de construir-se en un nen, perquè pugui afrontar situacions difícils amb contenció, amb focus i amb confiança.

Aquest és un dels motius importants pels quals s'acostuma a animar als pares a explicar als seus fills, quan tenen por, "què passarà després", és a dir, se'ls ajuda a descontaminar les pors catastròfiques i carregades d'imaginació i fantasia perquè aprenguin a transitar situacions difícils des de la confiança, tant de l'abraçada i contenció (les contraccions uterines), de la persona que està maternant, com dels seus recursos interns d'afrontament.

En el vessant més patològic podem trobar-nos amb

paranoies sofisticades, depressió existencial i nihilisme, les quals no han d'explicar-se únicament des d'aquest angle, però potser ajuda tenir-lo en compte per poder abordar-lo. En el vessant saludable, ens referim a l'abraçada de la carn dins l'úter i a l'abraçada del maternatge durant la infància i en vida adulta, com un espai que dóna terra (contenció, sosteniment, arrel, guia) a la nostra existència.

Tercera matriu

Base biològica: es relaciona amb la segona etapa clínica del part biològic, és a dir, el moment de l'expulsiu, quan el nadó corona i posteriorment treu el cap del canal de part. Les contraccions prossegueixen però el cos és propulsat cap a la sortida, es viuen moments d'anoxèmia (falta d'oxigen) i per primera vegada hi ha un contacte directe amb matèries biològiques: sang, mucoses, orina i fins i tot excrements.

És la seqüència que reprodueix els aspectes més propers a "la lluita pel naixement" i a la supervivència. També se l'ha anomenat el moment *foc del part*.

La força de les contraccions uterines, que la pressió de les quals oscil·la entre 3,5 i 7 kg, obliga el feble cap del nadó a encaixar en l'estreta obertura pèlvica. En enfrontar-se a aquest aspecte de la MPB3, el subjecte experimenta potents fluxos d'energia que s'acumulen fins a causar descàrregues explosives. Grof, S., Psicologia Transpersonal. Kairós 1988, p.139

El **recurs** en aquesta fase radica en el fet que no hi ha una sensació d'impossibilitat, el nadó participa activament, hi ha un propòsit i una direcció clara, una experiència de lluita per la supervivència, una frontera entre la vida i la mort, entre l'agonia i l'èxtasi i la fusió de tots dos. És un moment més energètic que físic, com l'explosió d'un volcà i com la vivència en la sexualidat de l'arribada d'un orgasme.

En el treball psicoterapèutic es relaciona amb imatges carregades de simbolisme, des de l'empoderament i la força, els rituals amb foc, danses i ritus energètics, els quals poden ser viscuts des de l'energització i l'empoderament o des de **l'angoixa**, el fogot i la sensació de mort imminent.

El nen reprodueix aquesta matriu en el desenvolupament de jocs que impliquen l'expressió màxima de la seva capacitat energètica, fins a quedar exhauste. Juga amb la seva força i amb la sensació d'energia en el seu cos, lluitant una batalla titànica d'expressió cap a fora del seu ésser.

La sexualitat adulta també es relaciona amb aquesta matriu i tots els conflictes vicissituds que tenen a veure amb la conquesta de l'orgasme poden reproduir aspectes de la MPB3.

La reparació i el treball de consciència que té a veure amb aquesta matriu, versa sobre la capacitat o incapacitat d'utilitzar la nostra energia per sortir cap a fora. Bregar amb la frontera dins-fora i energetitzar-nos per a l'acció

Maria Beltrán

Quarta matriu

Base biològica: es relaciona amb la tercera etapa clínica del part biològic, en la qual el nadó acaba el descens empès a la superfície pel canal de part, rep la llum en tot el seu cos i és separat de la mare a partir del tall del cordó umbilical, que el converteix en un ésser anatòmicament independent.

La vivència d'aquesta quarta matriu estarà condicionada per les peculiaritats d'aquesta transició (que ja han estat descrites en aquest capítol) i per la vivència de les mateixes a un nivell subjectiu. L'anestèsia, el part instrumentalitzat, els talls prematurs del cordó, una sortida excessivament ràpida o excessivament lenta, el maneig del sosteniment i de la gravetat en la sortida a la superfície, etc, seran factors determinants en l'experiència global d'aquesta matriu.

Sovint es relaciona amb l'element aire, perquè està lligada a l'inici de la respiració i a la capacitat per guanyar espai i ampliar o bé expandir el nostre cos, que a poc a poc encarna en la vida terrestre.

Una **vivència respectuosa i agradable**, acostuma a acompanyar-se de sensacions d'alliberament espiritual, rendició i salvació, emocions positives cap a l'existència i delectació en la sensació de viure. Qualitats que poden estudiar-se a partir de la seva reproducció en l'espai terapèutic, o bé, a partir de la relació que aquesta quarta matriu té amb els paral·lelismes que en la vida estàn relacionats amb èxits personals, el triomf com a culminació de situacions perilloses o difícils.

En l'estat de relaxació que suscita la vivència d'aquesta matriu, poden haver-hi experiències de trobada i unió amb les grans maternitats divines, igual que ho va ser la nostra mare després del part i al·ludint al naixement, com un trànsit paral·lel al que se suposa que fem en la mort (o al qual es refereixen persones que han estat pròximes a una experiència de mort), i que culmina en la unió amb una llum després d'un llarg túnel. Arquetípicament, la MPB4 representa la mort de l'ego i la rendició total al principi diví femení, representat en diferents cultures per diferents imatges femenines de la deïtat.

Altres situacions que reprodueixen una sensació de quarta matriu són les més físiques, que tenen a veure amb les sensacions d'alliberament de tensió fisiològica: després de vomitar, de defecar, de tenir un orgasme, de tenir gana i satisfer-la, de parir.

Interferències específiques en aquest moment del part poden dificultar la sensació de relaxació unida a aquestes experiències, que poden ser viscudes com una amenaça. Estan ben descrits els casos de nens que no s´atreveixen a deixar anar i anar al bany amb normalitat, com un acte d´alliberament i relaxació. O els casos d´adults que tenen nombroses dificultats per aconseguir l´orgasme per la dificultat que els representa rendir-se i morir al descontrol.

La vivència de les diferents MPB durant el procés de gestació i part serà una primera empremta per al nadó en relació a la vivència de les sensacions psicològiques associades a elles en el futur. Durant la preparació al part posem l'accent en aquesta realitat per poder restaurar, reviure i aportar noves empremtes a la persona, el més sanes possibles.

Matrius perinatals i preparació a la maternitat:

Treballar amb les matrius en la sessió de psicoteràpia promou un abordament de reparació de les vivències primerenques de la pròpia mare, que alliberen el part del nadó d'empremtes que no li pertanyen.

Com ha estat descrit, cada matriu es relaciona amb un element determinat i amb un moment del trànsit del part específic. També amb un tipus de respiració determinada que genera i promou un tipus de sensacions corporals i de vivències psicològiques i emocionals concretes i sovint molt personals.

Treballar amb la primera matriu:

Els balancejos sobre la pilota terapèutica (també coneguda com *fitball*) amb els ulls tancats i en estats meditatius, reprodueixen un gronxament que és balsàmic per al fetus (immers en la vivència de la primera matriu), i terapèutic per a la mare, en tant que està treballant amb la seva primera matriu, aquella que porta impresa i que parla de la seva pròpia estada en l'úter de la seva mare.

Sovint, quan es despleguen els recursos per treballar amb aquest aspecte, la mare connecta espontàniament amb episodis relacionats amb el maternatje que ha rebut, amb la relació vincular amb la seva mare (massa present i sobreprotectora, molt absent i mancada, fins i tot inexistent....) i es posa en relleu el tipus d'aferrament que va viure i com va resoldre, o no, la simbiosi amb aquesta figura.

En aquest bressoleig i a través de treballs amb visualitzacions, es reprodueixen estats oceànics en els quals la mare i el nadó suren alhora i es capbussen en un estat de relaxació profund. Generalment el resultat és que es va ancorant i afermant un recurs de relaxació que podrà ser utilitzat tant en el transcurs de la gestació com durant el procés de dilatació.

En altres ocasions, aquest tipus de treballs són un disparador del material inconscient reprimit, freqüentment relacionat amb vivències distorsionades d'aquesta primera matriu que aprofitem per treballar en l'espai de teràpia. L'objectiu és aconseguir un estat de relaxació i de regulació en el balanceig unit a certes imatges i sensacions corporals que procurin i acompanyin l´activació de l´hemisferi cerebral dret, a la vegada que la capacitat per a sostenir creativament un estat de benestar generalitzat, que afecti la globalitat del cos incloent al nadó en gestació.

En aquest espai, la mare aconsegueix una millor regulació emocional i es convertirà en un company de viatge inseparable al llarg de l'embaràs, en el qual es desprèn de totes les càrregues i les tensions del dia a dia. Com quan després d´una jornada tediosa ens anem a un *spa* i simplement surem.

Les recomanacions sobre la preparació de la mare a l'aigua, es relacionen directament amb la primera MPB. Perquè l'estat físic de flotació reprodueix sensacions en la mare que encoratgen a una bona vivència d'aquesta matriu en el nadó i reparen la de la mare (si és necessari fer-ho).

En qualsevol cas, la utilització de la pilota per a tal fi, procura un espai molt més accessible que una piscina i ens assegura que pugui estar disponible en els moments de dilatació, quan la reproducció de l'ancoratge treballat serà crucial per a encoratjar la calma, l'assossec i la bona dilatació.

Els moviments en la pilota són circulars, també d'arrossegament davant darrere. Procuren el massatge de tot el perineu i alliberen el maluc, que queda solt i desbloquejat ajudant l'alliberament de tensions típiques de l'embarassada (com el dolor ciàtic). Durant els moviments es poden evocar imatges de protecció que reprodueixin la sensació de sustentació d'un úter energètic que embolcalla a **la mare i al nadó alhora**. Com si evoquéssim la creació d'una aura energètica (aquí hi ha persones que visualitzen diferents colors) que podem anar tocant i ampliant a mesura que el nostre maluc va dibuixant els cercles al voltant del cos.

D'aquesta manera la mare sent que protegeix alhora que és protegida, que bressola alhora que és bressolada i que pot deixar fora tot allò que no és ni bo ni necessari per a aquest moment de la seva vida.

També, des dels primers moments de l'embaràs es treballa terapèuticament en l'assoliment d'una respiració sintònica amb la vivència plaent d'aquesta matriu en el nadó. Això és, una respiració oxigenant i relaxant, profunda i que *faci massatges* a les vísceres, que procuri una aportació d'oxígen més gran. A aquesta respiració l'anomenem *respiració d'aigua* (inspiració a través del nas, expiració a través de la boca) i la seva qualitat fa referència a aquest element perquè al·ludeix al sentiment oceànic de la primera matriu. És un tipus de respiració que s'aconsella que la mare utilitzi sempre: quan estigui inquieta, quan se senti cansada, quan una imatge la impacti, quan tingui una discussió o simplement quan li vingui de gust passar una estona en connexió amb la seva filla.

Amb el temps i la pràctica aquesta respiració es converteix en una manera de diàleg amb el nadó. Uns comencen a moure's descaradament quan la mare comença a fer aquest tipus de respiració, en canvi hi ha uns altres, generalment aquells que normalment es mouen molt, que quan la mare comença a respirar d'aquesta manera es queden quiets de sobte, com nodrint-se a cada inhalació i entrant en diàleg amb la seva mare.

En nombroses ocasions, aquest tipus de respiració que implica consciència, vincle i intercanvi directe d'amor i oxigen, ha fet que el nadó recuperés el pols en moments difícils del procés de part. Ajuda també a transitar millor les contraccions i a oxigenar al nadó abans, durant i després d'aquestes. Alhora és un gran instrument de regulació del nostre sistema nerviós i ajuda a mantenir el centrament per sostenir el dolor.

Per tant és una gran aliada tant durant el treball de

preparació, com en el procés de trànsit i posteriorment en la lactància, ja que sovint ajuda a la regulació emocional de la díada en moments emocionals molt complexos del postpart.

Treballar amb la segona matriu

L'element de la segona MPB és la terra. Quan pensem en aquest element, tendim a imaginar arrels i arbres, terra fèrtil i prats, paisatges enmig de la natura pels quals caminen uns peus descalços en contacte amb aquest element. La terra ens dóna arrels, ens retorna al concret, a la seguretat de la fermesa i l'estructura, al sòlid a la forma.

Quan hi ha terra hi ha límit, hi ha contenció i contorn.

La MPB 2, com ja s'ha esmentat, està relacionada en el pla físic amb l'inici del part i la vivència de les contraccions uterines. Aquestes poden ser percebudes pel pel nadó com el sentir d'una abraçada, o d'una manera angoixant.

En el treball amb aquesta matriu, ens endinsem en el regne de l'angoixa relacionada amb la maternitat, amb el cedir el nostre espai al nadó (en el pla físic i en el simbòlic), amb atendre les nostres pors i amb recollir i cuidar els carrerons sense sortida de la nostra vida, aquells que passen desapercebuts en altres circumstàncies, però que queden al descobert en el procés de gestació i part. El suport i acompanyament seran crucials i simbòlics durant la gestació i físics i vívids durant procés de part.

Durant l'embaràs s'acompanya l'angoixa generada per circumstàncies concretes de la vida de la embarassada, algunes relatives a l'embaràs i unes altres relacionades amb la seva història general, com una posada a punt que ajuda a l'acompanyament posterior de les contraccions físiques. És com estar d'una manera conscient amb les contraccions simbòliques, la vivència del dolor i el constrenyiment emocional, que hem tingut o tenim en la nostra vida, com si fos un preludi i assaig a la capacitat de sostenir i sostenir-nos durant la dilatació.

És de gran ajuda un acostament a través de la reformulació, de les imatges i la fantasia com vehicles de treball i transformació d'aquestes emocions. I acostuma a ser necessari l'ús d'aquest tipus d'estratègies en els primers moments, tant del procés psicoterapeutic com de l'embaràs.

En general a les mares primípares els reconforta i els dóna seguretat conèixer els processos que es desenvolupen durant la gestació: saber què passa a cada trimestre, com està creixent el seu nadó, quines proves li faran i quins són els resultats que cal esperar d'aquestes. De la mateixa manera, també alleuja el conoxeiment sobre el procés de part amb les seves diferents fases i quina o quines són les seves estratègies d'afrontament i regulació per a cada situació: quan hauran d'anar a l'hospital, què passa si es trenca la bossa amniòtica i no s'assabenten (encara que és una pregunta comuna, rares vegades passa), quins són els senyals de part...

També són comuns les pors relacionades amb la criança: *sabré fer-ho?, em voldrà?, i si no sé què li pas-*

sa?, i si no ho vull? Les pors associades a l'embaràs i al part, freqüentement van acompanyades de pensaments distorsionats i catastròfics, a vegades paranoics, que tenen a veure amb la predicció que alguna cosa no vagi bé abans, durant o després del part.

Acompanyar en aquesta realitat significa abraçar i contenir l'angoixa "donant terra", és a dir, portant a la descontaminació i a fer petites i manejables aquestes pors. De manera que la mare senti que pot amb elles i que és capaç d'anar més enllà d'aquestes. En un moment o en un altre haurà de deixar-se anar, rendir-se a la incertesa i recolzar-se en una confiança que no té a veure amb el predictible sinó amb l'abraçada i la contenció de la confiança en la vida i en el "jo puc estar amb aquesta por sense que s'apoderi de mi", que no depèn de res més que d'una capacitat, predisposició i realitat interna.

Moltes vegades les pors són concretes i, encara que van variant i transformant-se al llarg de l'embararàs, versen sobre la mateixa temàtica. Per exemple, sobre la dificultat per aguantar el dolor durant el part. I d'alguna manera es queden en la superfície. Són com les contraccions de l'inici de la dilatació, no són molt intenses però indiquen que s'està en procés. En altres ocasions, i podria dir que el més freqüent dins del treball psicoterapèutic perinatal, és que les pors es presenten com en capes.

Les més superficials (contraccions inicials) van deixant pas a les més profundes i nuclears (contraccions finals), que anem trobant gradualment a mesura que avança el procés. Seguint amb el mateix exemple, una por inicial al dolor de part pot anar connectant-se i transformant-se en imatges concretes de moments dolorosos de la infància, dels quals vam aprendre a defensar-nos i als quals no estem disposats a exposar-nos novament.

Generalment, el dolor més gran que hem tingut no és físic, és emocional. El nostre cos ho sap i té les seves pròpies estratègies d'afrontament, que poden haver estat molt resolutives i adaptatives per a la vida quotidiana i el desenvolupament de la nostra psique, però que poden ser totalment contràries al bon transcurs del part.

Després d'encarar les pors, posar-les nom, identificar-les, retornar-les a la seva grandària, descontaminar-les, reformular-les, treballar amb elles a través de la fantasia, trobar els seus orígens i sofisticacions, és bo i ajuda a transitar-les fer ús del propi cos de la mare per drenar-les.

Drenar les pors:

Per a aquesta finalitat s'utilitza la pilota terapèutica. Des del meu enfocament, el seu ús és un instrument bàsic en l'acompanyament psicoterapèutic a l'embaràs. Amb ella treballem posicions i moviments que sorgeixen de manera espontània juntament amb el treball vivencial de l'expressió emocional i la respiració.

En les transicions d'una postura a una altra anem desenvolupant un "passeig" per les diferents pors i la pròpia mare troba postures específiques per sostenir a cadascuna d'elles. La respiració alterna la pròpia d'aquesta matriu (inhalació nas, exhalació nas), anomenada *respiració de terra*, amb la respiració de la primera matriu, *la respiració d'aigua*, que ajuda a la regulació emocional i a l'oxigenació. D'aquesta manera el nadó és sostingut tant en la regulació de la por, com en el drenatge d'aquesta i la posterior relaxació a través del cos de la mare i les seves possibilitats.

A un nivell metafòric parim les pors abans de parir al nostre nadó, perquè aquestes ni obstaculitzin el camí ni generin interferències. Per a això trobem la nostra forma o moviment que millor ens va per sentir que ens desprenem d'elles, com a mínim de les que no ens serveixen.

En aquest sentit cada mare és un món i troba la seva pròpia manera, que és seva i que és única. Unes utilitzen molt el moviment, altres més la respiració. Algunes es queden en la imatge i d'altres utilitzen tot alhora.

Maternar, maternant-me

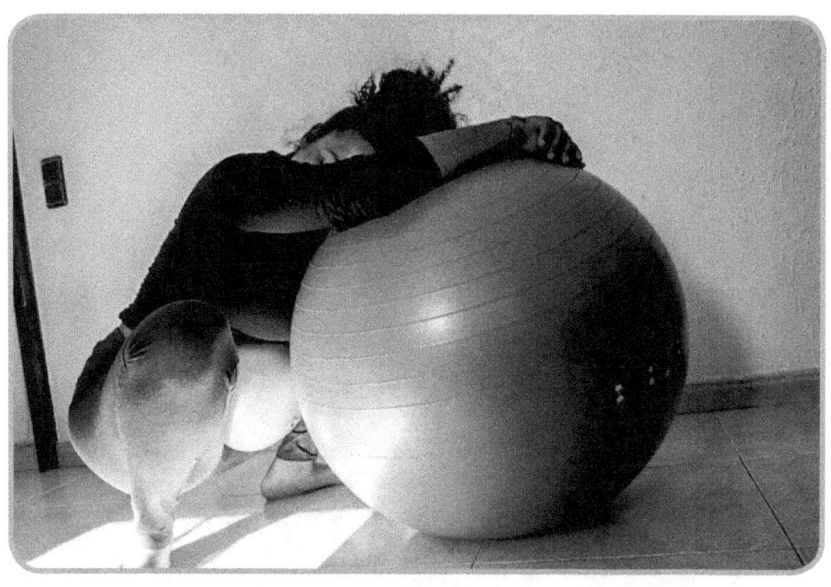

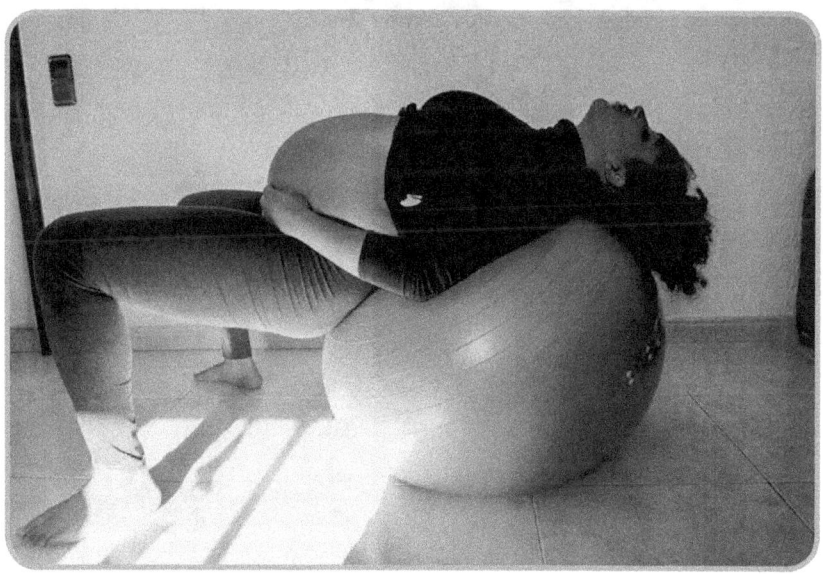

Maria Beltrán

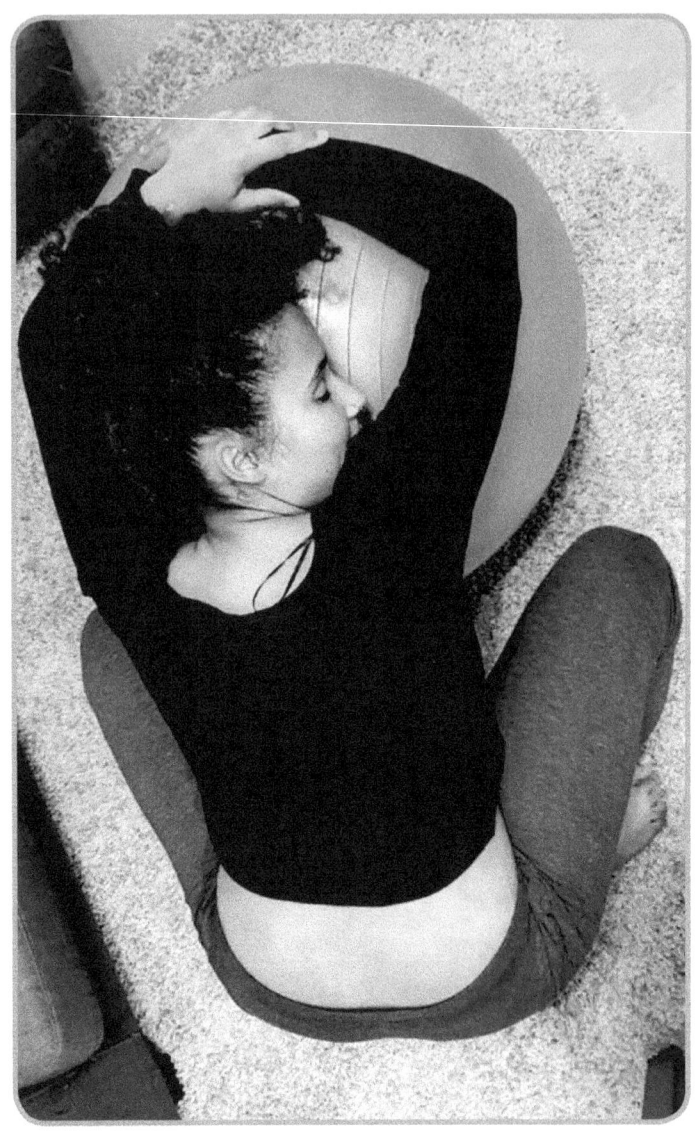

Maternar, maternant-me

A la meitat de l'hivern vaig aprendre per fi que hi haviaa dins meu un estiu invencible.

Albert Camus

Treballar amb la tercera matriu:

El moment de l'expulsiu és el moment *foc del part*. Un moment energètic i d'activació que requereix del nostre focus, de la nostra força i de la capacitat per a empènyer i ajudar a sortir a la nostra filla.

Es relaciona amb les sensacions d'empoderament i energia que apareixen durant el segon trimestre de l'embaràs. La disposició cap a fora i la sensació d'energia en el cos és molt notòria en aquesta fase de la gestació. Hi ha ganes de sortir, de passejar, de lluir la *panxeta*, que ja comença a ser pronunciada, i "d'aprofitar" per fer activitats que no podran realitzar-se posteriorment.

Terapèuticament s'acompanya aquest moment acollint i donant-li protagonisme a aquesta força. Després es traslladen aquestes sensacions a llocs de la vida o de les qualitats de la mare que ja coneix, per exemple s´acaricia la capacitat de posar el focus en determinats objectius i aconseguir-los, de tancar amb temes pendents abans de donar a llum i un llarg etcètera, que pot anar des de les coses més quotidianes i immediates fins a elements més profunds i de la història personal de la mare. Es prenen aquestes experiències de fortalesa i d'empoderament a manera d'ancoratge i consciència perquè es pugui comptar amb ells en el part.

En nombroses ocasions, a partir del treball en sessió amb els punts forts i energètics de la persona, apareixen espontàniament imatges associades a les sensacions corporals. Amb molta freqüència apareix i s'encoratja la identificació amb un animal: un tigre, una lleona, una óssa..., si això passa s'utilitzen com a imatges de poder, que moltes vegades tornen a aparèixer espontàniament en el moment de l'expulsiu.

Amb freqüència dones que he acompanyat en el procés de gestació i part expressen posteriorment i en relació al moment de l'expulsiu: "i llavors em vaig convertir en lleona i va aparèixer una gran força", "quan havia d'empènyer no ho vaig fer jo, ho va fer la meva pantera"...

En relació a aquesta matriu és important explicar que la respiració canvia automàticament quan arriba a aquest punt i apareix el que anomenem *la respiració de foc* (inhalació a través de la boca i exhalació a través del nas i la boca alhora) és una respiració que activa el nostre SN simpàtic, que ara sí que es necessita per a activar tots els nostres sistemes i carregar-nos.

Encara que aquesta respiració no es treballa en les sessions de preparació al part (perquè no és necessària ni convenient aquest tipus d'activació), sí que s'explica i es treballa a manera informativa, perquè la mare sàpiga d'ella i del que significa la seva arribada. En conjunció amb l'explicació de la *respiració de foc* es treballen les *respiracions d'espoderament* (després d'una inspiració profunda es porta la consciència al melic posant la intenció en què aquest sigui propulsat cap amunt o cap endavant, depenent de la postura triada), que ajuden la focalització de la força en el canal de sortida i faciliten una expulsió més efectiva, ràpida i segura.

Altres treballs associats a aquesta matriu, versen sobre la visualització d'aquest moment del part i sobre la recreació amb el cos d'aquella postura que es visualitza com més harmònica i efectiva, més còmoda i ressonant amb el nostre sentir corporal i per a aquest moment del trànsit. Aquests exercicis es realitzen amb l'ajuda de la pilota i amb l'ajuda del propi cos del psicoterapeuta, qui s'adequa, sosté, aixeca o abraça de la manera que necessita la mare a cada moment.

Poden aparèixer diverses postures o una sola, però la recreació de la mateixa a nivell somàtic és el que acabarà de donar l'encaix. L'objectiu d'aquest abordament és desenvolupar, en la memòria corporal, llocs de recurs i de comoditat, que mitjançant l'assaig, es puguin viure com a coneguts i segurs. Encara que en el moment del part aquestes no acabin sent les postures triades per donar a llum (que algunes vegades ho són i moltes altres no), sempre són un preludi i anunci que seran, ajuden al fet que sorgeixin unes noves en el moment indicat i hauran complert amb el seu objectiu, que és aconseguir un nivell d'elasticitat, consciència i previsibilitat que doni a la mare la seguretat del que li és conegut.

És també important, durant el treball amb la MPB3, atendre les qualitats i les dificultats de la frontera de la pell, aquest espai que separa l'intern de l'extern i que durant l'expulsiu representa el límit entre dins i fora, la vida i la mort, la llum i la foscor. Aquesta frontera es focalitza en l'orifici de sortida durant el part, en la realitat interna i la seva expressió externa durant la gestació. Aquest aspecte serà atès en les sessions de preparació, tenint en compte les qualitats i dificultats que té la mare en relació a aquesta polaritat. Això implica la seva història, les seves defenses, el seu estil de personalitat i la interpretació que ha fet del món al llarg de la seva vida

La frontera de la pell, el límit entre dos mons
Exercici de consciència per a la preparació a l'expulsiu

Empra la respiració d'aigua per a ajudar-te en la relaxació i en la presa de consciència corporal.

Deixa per uns instants totes les pressions i preocupacions i dona't el permís d'entrar en contacte amb tu.

Para atenció a la teva pell. A aquesta frontera que defineix i protegeix el teu cos i que et permet ser més o menys permeable en funció del que transcorre fora i del teu propi estil personal.

Pregunta't internament el següent:

Com és estar dins, allunyada de l'exterior, amb tu, en el teu món intern?

Potser et ve alguna imatge, algun record, algun color o alguna sensació.

És un espai conegut?, Sols estar aquí?

Acompanya amb el teu cos les sensacions i qualitats que apareguin, com si poguessis representar aquesta polaritat a partir de l'expressió de la mateixa en el teu cos.

Com és la teva postura, el teu gest, la teva forma, quan estàs en el teu món intern?.

Deixa't uns minuts per relaxar la postura i tornar a la respiració d'aigua.

Ara, pregunta't internament el següent:

Com és estar fora, allunyada de l'interior, en el teu món extern?.

Potser et ve alguna imatge, algun record, algun color o alguna sensació.

És un espai conegut?, Sols estar aquí?.

Acompanya amb el teu cos les sensacions i qualitats que apareguin, com si poguessis representar aquesta polaritat a partir de l'expressió de la mateixa en el teu cos.

Com és la teva postura, el teu gest, la teva forma, quan estàs en el teu món extern?

Torna novament a la respiració d'aigua i reflexiona sobre el següent:

Quina de les dues polaritats és més còmoda per a mi?

Quina de les dues polaritats és més coneguda?

Quina de les dues polaritats és més amenaçadora?

Treballar amb la quarta matriu:

A nivell biològic i en relació al part, com ja s'ha comentat, fa referència a la fase final del procés, aquella en la qual el nadó, per fi, veu la llum i s'adequa al nou medi a partir d'una sèrie de transicions que ja han estat descrites.

Aquí queden en el punt de mira tots els processos relacionats amb la capacitat d'entrar en les fases de relaxació dels nostres cicles del fluir vital. És a dir, la dificultat o la facilitat amb la qual transitem cap a un nou estat que implica deixar anar tot l'anterior i relaxar-nos, donar espai, respirar i connectar de nou amb el nostre cos, esperant que l'agitació cessi i poder entrar en un estat de quietud i espera.

Per a iniciar una nova etapa hem de deixar anar l'anterior. Si volem ser adults no podem continuar sent nens (encara que hi ha una part d'aquesta etapa que no hauria d'oblidar-se i perdre's mai), si volem canviar de casa, no podem viure en l'anterior i si volem prendre una decisió concreta, hem d'assumir que darrere d'ella segurament hi ha algunes pèrdues i canvis que hem d'assumir. Durant la gestació la mare ha de deixar anar una bona part del que ha estat la seva realitat fins al moment i acomiadar-se d'un tipus de vida determinat, per donar pas a la vida com a mare, amb un ésser que dependrà d'ella, encara que possiblement amb ajuda, suport i equip, però que comprometrà i sofisticarà la seva independència, com a mínim durant una bona part del procés de criança.

La MPB4 es relaciona amb l'element aire i amb la

capacitat per a obrir-nos envers la novetat, estendre i deixar anar el nostre cos després de la tensió i donar espai a una nova etapa disposant-nos física-psíquica i emocionalment a adaptar-nos a la mateixa, des de la relaxació i la confiança de la distensió. És una obertura a l'experiència (en termes del que va encunyar Rosal, R. 2003. *¿Qué nos humaniza? ¿Qué nos deshumaniza? Ensayo de una Ética desde la Psicología*).

La respiració pròpia d'aquesta matriu es diu *respiració d'aire* (inhalació i exhalació a través de la boca) i és una respiració que sorgeix espontàniament quan sospirem, quan ens relaxem, quan entrem en assossec.

En el treball psicoterapèutic es desenvolupen exercicis que ajuden en la consciència de deixar anar la tensió, mentre s'acompanya el comiat d'allò que, o no volem o ja no pertanyerà a la nostra nova etapa i volem col·locar-ho en la consciència de la sessió, per a ajudar-nos al seu treball.

Un dels exercicis en aquesta línia, que sempre proposo, és el relatiu al comiat de les creences i els llegats transgeneracionals que no ens serveixen. O bé perquè porten de manera explícita o implícita empremtes negatives: "en la nostra família sempre hem tingut parts difícils", "la teva besàvia gairebé es mor en el part i per això només va tenir un fill", etc... o bé perquè generen interferències que la mare sent com a tal: "mai m'ho han dit però jo crec que no vaig ser una filla desitjada", "encara que la meva mare està feliç que estigui embarassada, jo sé que té molta por a que al nen o a mi ens passi alguna cosa en el part". L'abordament és similar al de les pors descrites per al treball en la segona matriu, encara que en aquest cas és important la visualització de la família, que quedarà darrere de la mare i que a vegades és necessari anar allunyant, al costat dels missatges, a nivell visual.

En aquest exercici és important incloure també els llegats que sí que són bons, que sí que volem i que sí que és necessari quedar-nos. Perquè hi ha empremtes relacionades amb la força, el sosteniment, la tribu, l'afecte, la confiança, l'amor... que són positives i que la mare és bo que porti amb ella per parir. Durant l'abordament psicoterapèutic, aquest altre tipus de llegats acostumen a col·locar-se davant i, amb l'ajuda de la respiració es poden acostar per propiciar la seva inclusió, la sensació que la mare els integra i els porta amb ella.

Moltes vegades a aquest exercici li segueixen uns altres relacionats que tenen a veure amb el drenatge i la sensació de "netejar del propi cos", les creences familiars. Alliberant la tensió que provoquen i deixant l'úter lliure, perquè el nadó trobi sense condicionaments, altres missatges en coordinació amb la seva mare.

Espontàniament sorgeixen nous missatges que verbalitza la mare, imatges de drenatge que impliquen fluxos energètics de sortida (sovint a través del canal vaginal, altres vegades a través de les cames) i que són retornats a la terra perquè des d'aquí siguin transformats.

5

MATERNITAT I ESTRUCTURA DE CARÀCTER

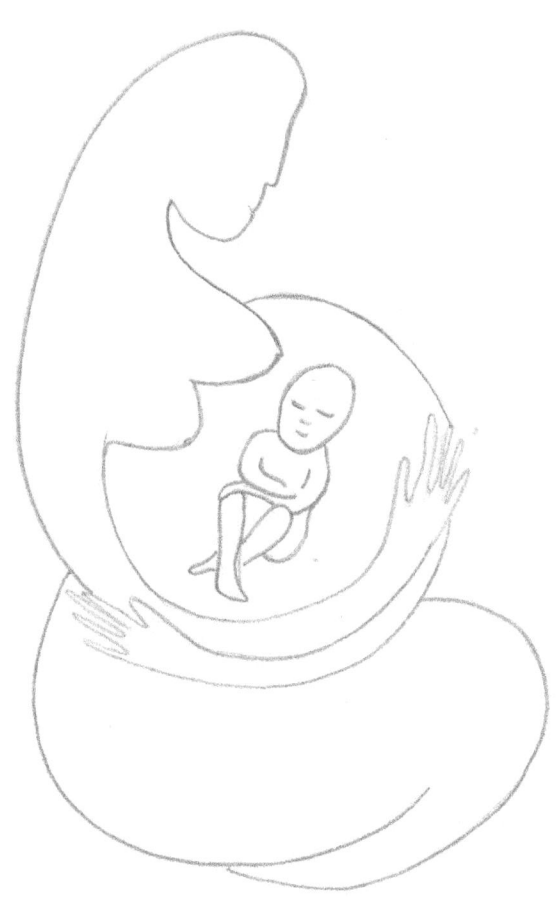

Quan arribem a la maternitat, el nostre cos compta ja amb un pòsit d´experiències, és com un mapa de la nostra història que es tradueix a través de la forma que li hem anat donant i que anirà construint una estructura única i irrepetible. Per tant l´estructura és el sosteniment corporificat que li hem donat a les nostres empremtes, als nostres traumes, a les nostres ferides i a les nostres conquestes.

Les experiències emocionals que vivim al larg del nostre desenvolupament van modelant i construint en el nostre soma un ball entre l'intern i individual i l'extern i relacional.

L'estructura del caràcter dóna forma física a les dimensions psico-emocionals i energètiques de la persona. És el resum de les nostres experiències primerenques i la traducció corporificada d'aquestes, la nostra interpretació del món des d'una perspectiva somàtica en la qual el cos és l'instrument que tradueix les nostres defenses, donant com a resultat una realitat estructural i individual per presentar-nos davant el món.

Quan transitem a través d'un extens prat, una vegada rere l'altra, els nostres passos van erosionant el terreny i acaben dibuixant, per repetició, un camí. Aquest queda marcat i a la vegada ens facilita transitar-lo novament, perquè ens estalvia temps i energia anar pel lloc marcat i lliure, en lloc d'haver d'apartar novament les herbes i els obstacles d'un recorregut nou. Al seu torn, ens proporciona la seguretat del que és conegut i ens permet anar més de pressa i parar atenció a altres estímuls que no són el camí en si, és l'avantatge de delegar a la part menys conscient i automàtica allò que ja hem après.

De la mateixa manera, la nostra estructura de caràcter és com aquest camí marcat, automatitzat i conegut que ens parla de les tendències que hem utilitzat per arribar a la construcció de nosaltres mateixos.

Ens parla de les emocions que usem més i que, per tant, coneixem més i tenim més disponibles. Per exemple, estructures amb el tòrax molt inflat i carregat tenen molta més predisposició per a la ràbia i l'expressió enèrgica de la mateixa (que pot ser traduïda en una expressió sana o disfuncional). També ens parla de les emocions que usem menys i que poden arribar a ser veritables desconegudes, com la tristesa o la por en una tendència com l'assenyalada anteriorment. I cito aquí a Keleman, S. (1999) que parla, a propòsit de les tendències gravitatòries polars de la postura, dels patrons extralimitats i infralimitats.

Aquesta disposició, més o menys gran de determinades emocions, pot ser crucial en el trànsit del part i puerperi, ja que si no han estat treballades i no s'ha gestionat amb consciència el missatge que les acompanya i el significat del mateix en relació a la nostra realitat interna, no només no s'obrirà la possibilitat del creixement personal, sinó que possiblement afloraran indiscretament, generant interferències en el procés.

Hi ha mares que s'enfaden molt durant la dilatació, fins i tot arriben a les ultimes setmanes de l'embaràs enfadades, perquè se'ls ha fet llarg i perquè se senten incòmodes.

D'aquesta manera inicien el procés amb queixes, rondinen i malparlen, a vegades se surten de les seves caselles i es desborden des del sentiment de ràbia, perdent així el seu centrament. Hi ha unes altres mares que es bloquegen davant la por, tiben el seu perineu i tanquen el canal de part, així com la possibilitat de rendir-se. També és ben coneguda la depressió postpart, on la tristesa agafa les regnes i compromet el vincle mare-nadó. Aquestes tendències emocionals que marca el caràcter, són pistes de creixement i de treball de gestió i preparació per a la maternitat. Quan una dona es prepara, aconsegueix sostenir-les harmònicament, de manera que pot anar a parir transcendint-les i pot navegar en el mar d'emocions del puerperi sense inundar-se amb cap d'elles.

L'estructura de caràcter ens parla també de com polsem amb el món a través de la respiració, íntimament lligada al contacte que fem amb les nostres emocions i amb el que ens afecta en l'intercanvi amb l'ambient. Una respiració que pot bategar de manera rítmica i profunda en un vaivé harmoniós, o que pot ser caòtica i paradoxal, fins i tot inexistent. Durant l'embaràs aquesta respiració es treballarà per poder anar més enllà de l'estructura caracterial i contactar, tant amb el nadó com amb una bona regulació emocional. Emoció i respiració estan íntimament lligades i durant l'embaràs és, simbòlicament, un segon cordó umbilical que alimenta al nadó, no només d'oxigen sinó també d'emocions, de vincle i de sustentació. En nombroses ocasions el treball de respiració profunda i conscient (unit a la regulació emocional), que ha après la mare durant l'embaràs, ha restaurat el batec del cor del nadó en moments compromesos i difícils del part, quan el monitoratge indica que el nadó està patint.

El tipus de respiració que cada persona té està lligat a l'estil de caràcter, perquè es relaciona amb la nostra realitat emocional. Moltes dones arriben a la preparació per al part sense saber relaxar el diafragma i oxigenar al fetus, i això ho van aprenent en la seva preparació, alhora que van lluitant i despertant memòries emocionals antigues.

Un altre aspecte important de l'estructura caracterial és que ens parla de l'energia disponible per als diferents subsistemes de la persona: cognitiu, emocional i d'acció. Que s'organitzen i tradueixen en el nostre cos una mena de sistema d'equilibri de forces, en funció d'allò que la persona va interpretar com més segur.

Si vam aprendre, a nivell tendencial, que l'expressió emocional ens deixava en un lloc més vulnerable davant les amenaces, una possibilitat és buscar l'equilibri a través del refugi en la faceta cognitiva, organitzant un discurs complex i sofisticat que ens permeti allunyar-nos i controlar l'emoció per no entrar en ella, per a no sentir-nos en perill (i no importa si aquest perill és real o imaginari, les defenses actuaran igual dirigint-se cap al camí que coneixem i interpretem com a segur i conegut). Podem, en canvi, vomitar l'emoció (i tenir-la molt disponible), i utilitzar un llenguatge caòtic per drenar-la en forma dramàtica. També podem refugiar-nos en la imaginació, protegint-nos del contacte real, per exemple en una relació platònica amb la qual fantasiem, però sense córrer el risc que ens suposaria l'exposició a una negativa.

Totes aquestes tendències, si les coneixem podem utilitzar-les com a recurs i no com a interferència, en el trànsit del part. Perquè si sabem que som dones actives i dinàmiques, d'acció i moviment, és contraproduent i interferent mantenir-nos assegudes durant la dilatació perquè la dificulta, no només físicament sinó també pel que fa a la resistència. Contràriament, és beneficiós permetre'ns el desplaçament i la coreografia a través de diferents postures prèviament treballades. Si en canvi una dona té la tendència a desplaçar la seva energia al cap, en forma de pensaments i raonaments, utilitzarem els recursos terapèutics relatius a la fantasia i la imaginació, com a instrument de relaxació i centrament, la qual cosa ajudarà a la connexió amb el cos i les seves sensacions, així com amb el nadó i el vincle. Les tendències de tipus emocional, acostumen a treballar-se molt bé a través de la respiració i l'agenciar-se de l'empoderament que proporciona sentir-se propietàries de l'autocontrol. Com a contraposició a això estan el descontrol i la inundació emocional.

El caràcter també ens parla del to-càrrega no només des de la realitat física i atesa la hiper o hipotensió muscular (concepte molt encunyat per la Bioenergètica de Lowen, en parlar de Grounding), sinó també atenent aquest aspecte d'una manera més profunda i mirant el suport intern, molt més subtil i subjectiu, al qual Boadella, pare de la Biosíntesi, va denominar el Grounding intern.

Durant els tres primers mesos d'embaràs els osteòpates i professionals de la posturologia saben que no és aconsellable fer tractaments en els quals es toquen, terapèuticament, les cames de les mares. S'evita donar al cos un missatge de "cap avall", ja que el nadó necessita implantar-se i agafar-se. Pel contrari, durant els últims dies de la gestació notar l'arrelament, les cames, les arrels i la capacitat de sostenir el nostre cos, el nostre pes i el trànsit al llarg de la dilatació, és un recurs no només necessari sinó també una font d'empoderament.

La qüestió del *Groundig* al llarg de l'embaràs i el part és interessant, perquè quan parim hem d'aconseguir moure'ns entre la força de les arrels i la relaxació muscular, conceptes que d'entrada semblen contradictoris, i ho són si no tenim en compte el concepte de *Grounding* intern esmentat anteriorment. És a dir, es pretén que internament en el pla del subtil i energètic, la mare estigui forta, amb càrrega, amb estructura i amb una capacitat de sustentació elevada, però que en el pla físic i externament es presenti en rendició, en distensió i en relaxació muscular per facilitar l'obertura del canal i de l'experiència de donar a llum.

D'altra banda, ens parla de la disposició al contacte que tenim i de com traduïm aquesta disposició en les nostres relacions interpersonals. Aquí entra en joc la nostra capacitat per establir relacions d'intimitat profunda i de compromís i també la nostra disposició per a la sexualitat, que pot estar integrada amb el nostre cor o ser impulsiva i instintiva.

Les dificultats per vincular es tradueixen, dins del món de la maternitat, en dificultats per a vincular amb el nadó en gestació i posteriorment. Hi ha mares que senten certa incomoditat quan es parla de vincle i més quan es treballa en ell durant la preparació. En realitat no és que hi hagi quelcom específic amb el nadó, és que hi ha una cosa concreta en relació al nostre estil vincular, al que hem après i arrelat respecte a la intimitat i al privilegi del profund amb una altra persona.

El bressol d'aquest aspecte està en la nostra pròpia mare i l'estil vincular que vam establir durant el nostre desenvolupament i que perpetuem i sofistiquem durant la nostra vida adulta. La profunditat i el compromís en el vincle poden ser una amenaça, si no és alguna cosa que hem tingut disponible en la nostra vida i si l'espai de contacte no ha pogut viure's com un lloc segur.

Treballar amb aquests aspectes i incloure'ls en les sessions psicoterapèutiques de preparació a la maternitat, és reparador per a la díada i un regal a nivell d'empremta per al nadó i la seva salut psico-afectiva.

I finalment, cal esmentar que l'estructura de caràcter ens parla de la nostra realitat a nivell transpersonal, de com ens relacionem amb la nostra pròpia essència i de com la traduïm i la portem a la nostra vida, amb nosaltres i amb l'altre.

Parir també pot ser una experiència transpersonal si ho tenim disponible i, si anem més enllà del cos, del dolor, del purament humà i mundà i ens dirigim cap a la connexió amb la terra i amb l'espai d'allò més gran alhora, connectant amb el nostre cor i amb el nostre eix i sentint que la vida passa a través de nosaltres en una experiència espiritual, femenina i privilegiada. En la nostra essència, batega l'alegria de viure i de gaudir de l'existència, de ser llum i de donar llum, i el part és una oportunitat per connectar amb aquests aspectes d'una manera intensa, en conjunció amb el nostre cos com a canal i lloc de trascendència, tal com va dir Boadella, D. quan afirmava que *"el cos és el traductor de l'ànima"*.

Seguint amb el símil del camí i atenent a tot l'anterior, des de la Psicoteràpia Integradora Humanista parlem d'aquest camí com un cicle, un recorregut que transitem a partir de nostra individualitat (i després d'un llarg aprenentatge vital que ens ha ensenyat com fer-ho, més o menys satisfactoriament) i en el qual podem fluir lliure i harmoniosament per totes les seves fases o bé generar una sèrie de bloquejos, dispersions i distorsions energètiques que seran coherents amb les nostres peculiaritats individuals i, per tant, amb la nostra estructura de caràcter.

Aquesta tendència personal la podem traslladar a totes les àrees de la nostra vida i també al procés de gestació i al de part i infantament. Podríem dir que al llarg de la nostra existència anem configurant un estil de pulsació a través del cicle que també serà coherent amb el nostre trànsit en el moment de donar a llum.

És a dir, podríem afirmar que la nostra tendència de caràcter es decanta per dibuixar un estil de cicle que podem traslladar al nostre estil de gestació, de part i de maternatge.

Si atenem i entenem la nostra pròpia tendència, podrem explorar i reparar amb consciència aquell llocs del trànsit que són més difícils i anar de la generalitat del procés a la concreció personal, única i individual. D'aquesta manera, podem atendre el procés d'embaràs com un moment especialment sensible en el qual totes les nostres tendències es posen de manifest, brindant-nos la possibilitat de transformar-les amorosament per aconseguir un fluir harmònic i saludable, respectuós per a la mare i el nadó, lliure de les marques defensives del caràcter, o almenys d'aquelles que no ens permetin connectar amb la flexibilitat, la co-regulació entre mare i nadó (co-regulació com a acte de regulació en la relació), la rendició i la desconnexió del sistema d'alerta.

Com conèixer la meva estructura, la meva tendència i el meu estil de cicle?

S'ha parlat extensament de les estructures de caràcter al llarg del temps i els professionals de la psicoteràpia corporal, estem acostumats a classificar per tipologies les diferents estructures corporals, a partir de l'herència que ens van deixar els pares de la psicoteràpia corporal (entre ells faig un esment especial a Reich, que per primera vegada va incloure el cos, la respiració i l'energia en l'espai psicoterapèutic), les aportacions més noves en relació al tema ja no parlen de tipologies, sinó de tendències, aportant una mirada molt més pulsant i canviant al llarg de tota la nostra vida.

Amb això es remarca la dificultat de voler encasellar en un sol lloc, una realitat que està viva i que pulsa amb nosaltres i amb la nostra història a través dels anys i a través dels nostres aprenentatges vitals.

Si entenem que tots hem passat per totes les fases evolutives que marquen estructuralment el nostre cos, i que hem superat, més o menys exitosament les fites evolutives amb les quals ens hem trobat, també podem deduir que disposem de les funcions adaptatives que cada etapa ens proporciona. Per exemple, una persona pot disposar de la seva funció esquizoide per retirar-se del món durant una temporada i escriure un llibre brillant, sense que això suposi, necessàriament, una dificultat per al contacte tendre i emocional amb l'altre. Podem usar la nostra oralitat per ser grans oradors o el nostre masoquisme per ser un suport familiar en un moment de crisi, fins i tot la fredor psicopàtica per ser líders i prendre decisions difícils.

Per tant, de cada tendència podem distingir (així com fa Millon, T quan parla de l'expressió sana de la personalitat i de la seva expressió menys adaptativa, com un continuum del qual disposa la persona) les seves expressions adaptatives i funcionals, així com les seves expressions més patològiques i disfuncionals.

Totes aquestes funcions poden estar o no subjectes a la nostra estructura principal, amb el que enriqueixen i mixturen la nostra realitat individual. De manera que, encara que l'estructura bàsica d'una persona sigui oral, disposa d'altres trets que podrà utilitzar a manera de recurs o distorsionadamente. I és aquest conjunt del corolari individual el que defineix l'estructura de caràcter de la persona.

En diferents moments de la nostra vida podem utilitzar més o menys alguna d'aquestes funcions i, si estem immersos en una experiència que conscient o inconscientment ens recorda a algun assumpte pendent de la nostra història, despertaran automàticament les mateixes defenses que vàrem utilitzar llavors, oferint-nos (en el cas que sigui possible portar-lo a la conciencia) una nova oportunitat per al canvi i la transformació.

Des d'aquí es fa del tot complicat classificar una persona en una tipologia específica, perquè sabem que disposa de molts matisos i tendències, que poden variar en determinats moments de la vida i de l'evolució personal.

Un d'aquests moments únics i irrepetibles és el procés d'embaràs, part i criança, en el qual les nostres facetes més tendres i les més salvatges, els nostres instints més purs i més foscos, les nostres empremtes a propòsit del tipus de maternatge que hem rebut i el que desenvolupem amb nosaltres mateixes, les nostres ombres més ocultes i les més temudes, així com les nostres llums i recursos més poderosos, afloren com a reptes i oportunitats d'aprenentatge.

Nombroses vegades el cos de la dona, després de l'embaràs, experimenta canvis que deixen al descobert facetes que s'havien mantingut ocultes fins a aquest moment. Nuclis de la nostra història emocional, que desperten i s'expressen arran de la intensidat dels canvis i processos que es van desenvolupant durant una experiència de tal envergadura, com és la maternitat.

A vegades em diverteix anomenar l'embaràs, el part i la primera criança "el despertador dels replecs dormits del nostre ser", fent al·lusió a l'anteriorment citat i atenent l'oportunitat de creixement i consciència que això implica.

A vegades es descobreixen facetes que no ens agraden i que generen rebuig, unes altres ens trobem amb llocs que no sabíem que habitaven en nosaltres, fins i tot que havíem desitjat durant molt de temps. No hi ha només un naixement físic, també hi ha un naixement simbòlic que implica el trànsit emocional des de les nostres ombres a la llum. Neix un nadó, neix una mare, neix una nova dona.

Tenint en compte tot l'anterior i entrant ja en l'anàlisi del cicle de l'experiència per a cadascuna de les estructures de caràcter, observarem quin és l'estil de cicle que s'acostuma a realitzar a cadascuna de les tendències bàsiques, és a dir, quin tipus de camí acostuma a traçar i transitar cada tendència, entenent que així com hi ha estils que prefereixen un camí ràpid i ample, on es trobin amb molts estímuls, uns altres prefereixen un camí més llarg i estret, potser per zones més ombrívoles i amb menys gent, i alguns també traçaran un estil de camí que els obligarà a fer parades, llocs de descans en els quals reposar i entretenir-se, que potser li fan oblidar a on anaven.

Aquesta tendència és també la motxilla que portem

a l'inici del viatge de la maternitat, amb els seus recursos i les coses que pesen i obstaculitzen. També és l'estil de flux amb el qual més ressonarem a l'hora de parir. El part en si mateix és un cicle de l'experiència, una pulsació, un procés amb les seves fases. El cicle que millor coneixem és el que dibuixa la nostra tendència caracterial i per tant, és el que tendirem a descriure durant el procés de part. El coneixement del nostre estil de fluir vital, és un element clau en el treball de preparació al part i a la maternitat que ens ajuda a transitar l'experiència més enllà de les nostres defenses.

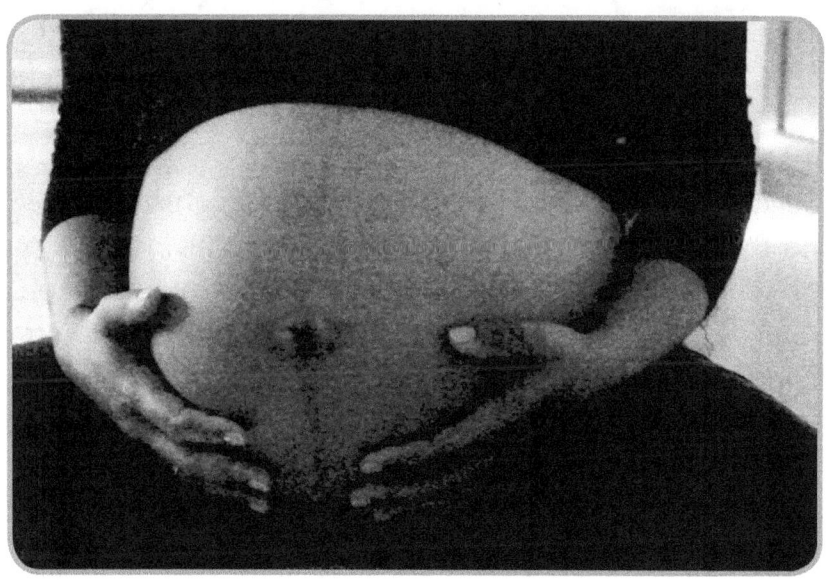

El cicle de l'experiència en Psicoteràpia Integradora Humanista
Introducció al model de la PIH

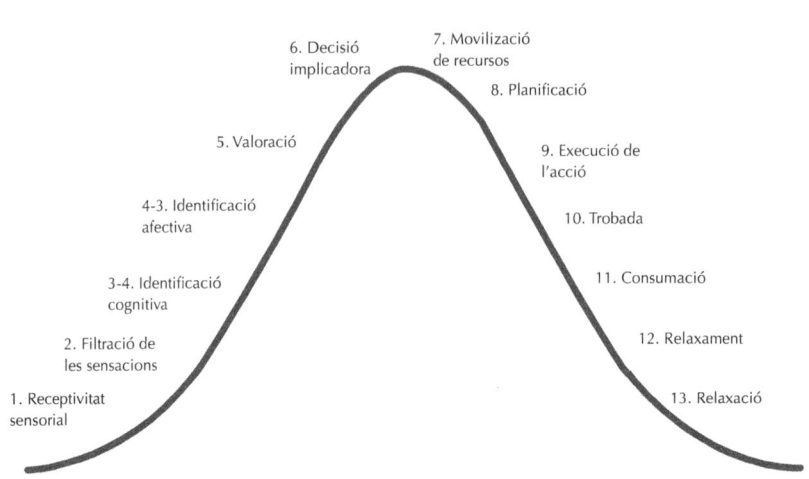

Segons la Psicoteràpia Integradora Humanista (Gimeno-Bayón, A. i Rosal, R. 2001), fluïm en les nostres experiències a través d'un cicle de 13 fases que ens condueix sana i fluidament a través de les peculiaritats intra i interpersonals de la vida. Aquest cicle pot desenvolupar-se sense dificultats i d'una manera harmoniosa i coherent amb les exigències del moment o bé, descriure interrupcions que pertorbin l'energia a base de bloquejos, dispersions i distorsions.

El model de la Psicoteràpia Integrador Humanísta (PIH) descriu 102 possibles problemes o maneres d'interrompre el cicle al llarg del seu desenvolupament.

Seguint aquesta línia de pensament, els bloquejos, dispersions o distorsions que es presentin en les primeres fases del cicle i, per tant, en sistemes més bàsics de la persona, seran idealment els primers a abordar-se, perquè del seu bon fluir dependran la resta (Bertalanffy, L. Von. 1968). En la pràctica, a vegades hem de començar per altres punts, perquè el client no té energia suficient per treballar aquí, o perquè té unes resistències tan fortes en aquests punts que boicotejaria el procés, i hem de posposar les intervencions en aquestes fases.

El veure a la persona com un sistema jerarquitzat i interactiu de subsistemes més o menys permeables entre sí, ens permet respondre a una disfunció que apareix en el subsistema emocional (per exemple desbordament de la tristesa), que està relacionada o depèn d'una construcció cognitiva distorsionada (per exemple que el client creu que els altres li menyspreen), i utilitzar una estratègia cognitiva per a confrontar aquesta creença, perquè és el sistema del qual depèn jeràrquicament i pensem que la persona és permeable terapèuticament aquest tipus d'intervenció.

Destaquem aquí, com un aspecte també rellevant, l'atendre a, en termes de P. Ware (1983 p 19), *la porta d'entrada del client* o, dit d'una altra manera, el subsistema al qual és més permeable en termes generals, sent aquests el pensament, el sentiment i el comportament. També, com ja s'ha esmentat en els capítols anteriors, es referia a això David Boadella a propòsit de les tres corrents energètiques bàsiques de la persona i dels tres abordaments psicoterapèutics (*Facing, Centring, Grounding*), que sorgeixen d'atendre l'expressió individual d'aquestes tendències.

A partir de l'exposat, si una persona ve a teràpia presentant-se des d'una faceta més cognitiva, plantejant la seva problemàtica i demanda en un pla molt racional i sentint-se còmode i segur des d'aquest tipus d'expressió, la conducta des d'un abordament emocional, fins i tot catàrtic pot suposar, com a mínim, l'abandonament de la teràpia per part d'aquest. Per tant, serà adequat i recomanable utilitzar aquesta mateixa porta d'entrada per iniciar i promoure el vincle, facilitant que el client se senti segur, acollit i no amenaçat.

En relació amb l'anterior i entrant ja en les intervencions que procuren el canvi terapèutic, des del nostre model ens distanciem del reduccionisme conductista, cognitiu i emocional en la metodologia i pràctica psicoterapèutica, per considerar que un enfocament metodològicament integrador ofereix avantatges, per a l'efectivitat del canvi terapèutic en situacions psicopatològiques amb arrels molt diverses. D'aquesta manera entenem al client en termes del que ja va assenyalar Rogers com el millor guia dins del procés de teràpia, ell ens mostrarà, a partir de la seva expressió a tots els nivells, quin procediment és millor integrar i utilitzar a cada moment, ja sigui des d'un abordament més cognitiu, més emocional, més corporal...

Per a l'elecció d'un procés d'intervenció concret atenem prèviament l'eficàcia que aquesta tècnica té per a determinat tipus de trastorn psicològic, al caràcter singular del client (ja esmentat anteriorment), la destresa i experiència del terapeuta i a la fase del procés terapèutic en la qual s'enmarca la intervenció. Així, no podem iniciar un procés que, segons el model post Rogerià d'Egan, es trobaria en l'etapa preliminar de la relació terapèutica, proposant una intervenció molt confrontativa, que comprometi nivells d'abordament de jerarquies superiors, per a les quals el client encara no és permeable i posant en risc el vincle terapèutic i la capacitat de construir creativament, del propi subjecte en qüestió.

Des de la Psicoteràpia Integradora Humanista sostenim la importància i la rellevància dels procediments de treball terapèutic a partir de símbols, especiament els no verbals, és a dir treballs vivencials per mitjà de dramatització, fantasia guiada, expressió corporal, per a l'assoliment d'*insights* o experiències noves dins de l'espai de la sessió, que generin canvis a un nivell global i significatiu.

Tornant al cicle de l'experiència i concretant la manera d'intervenir en les diferents fases del fluir vital, es descriuen 102 problemes concrets per als quals es proposen intervencions concretes i variades, entre les quals el terapeuta haurà de triar la més adient per al client en qüestió, ateses les peculiaritats del mateix i a la creativitat i intuïció dins del marc psicoterapèutic.

Tots els problemes representen interrupcions bé en forma de:

- Bloquejos (com per exemple el problema d'emocions prohibides que es dóna en la fase d'identificació afectiva i que ens parla de la impossibilitat de contactar amb emocions determinades com podria ser l'alegria en una persona depressiva)

- Bé en forma de dispersions (per exemple el problema d'inestabilitat valorativa, que suposa una interrupció per dispersió en la fase de valoració i que ens parla de la persona que és incapaç de mantenir la seva pròpia valoració durant el temps necessari perquè sigui eficaç. Així, per exemple, la persona que valora començarà a cuidar-se en la seva dieta però al poc temps es veu seduïda per un plat suculent i ple de calories)

- O bé en forma de distorsions (per exemple el problema de distorsió per oblit d'algun nivell, que és una interrupció en la fase de decisió i que implica una omissió de l'atenció a algun dels nivells o dimensions de la personalitat o de la realitat en la decisió. Com quan la persona no té en compte al seu propi cos després d'una llarga jornada de treball i decideix continuar treballant malgrat, els símptomes d'esgotament que el vessant somàtic expressa).

Sent conscients de la rellevància i riquesa que ens procura el poder matisar i concretar intervencions per a problemes específics i variats d'un subjecte al llarg de totes les interrupcions que descriu, és crucial poder transitar un anar i venir des del més concret a la globalitat del conjunt del cicle i del projecte vital de la persona, per a no quedar-nos en el biaix que suposaria enfocar el detall prescindint del context, perdent una visió panoràmica.

Matisant en un exemple, si una persona presenta un fòbia específica (que es traduiria des del nostre model en una interrupció en forma de distorsió en la fase d'identificació cognitiva, que rep el nom de *projecció de temors*) i només ens dediquem a intervenir per generar un canvi en la simptomatologia concreta, podríem oblidar aspectes rellevants, com poden ser el com està afectant aquesta expressió a la seva vida, en el com aquesta persona es concep a si mateixa, fins i tot en com està afectant la fòbia en el seu dia a dia, a les persones que li envolten... potser no pot anar de vacances amb el seu grup d'amics, perquè li fa por sortir de casa i això està afavorint el que cada vegada estigui més aïllada. I ens toca veure si aquest aïllament li suposa algun benefici o alleujament (i treballar llavors sobre això), o li resulta tan dolorós que és una font de motivació per al canvi, a la qual podem recórrer.

Finalment, podem plantejar-nos si un problema és més oportú tractar-lo a nivell d'algun dels subsistemes de la personalitat, mitjançant la teràpia individual, o bé considerar la persona com a subsistema d'un sistema més ampli i des d'aquí fer un abordament de parella, grupal, familiar, institucional...

Cito aquí unes paraules de Gimeno-Bayón (2013) que, de forma sintètica parla del canvi terapèutic en Psicoteràpia Integradora Humanista, com el resultat d'una aventura que succeeix enmig d'una selva interior i que emprenen dos experts (el terapeuta, expert en canvis psicològics, i el client, expert en si mateix) arran de la demanda d'auxili d'aquest últim. Pot ser que es trobi perdut i necessiti un guia que l'ajudi a triar el camí correcte, perquè els que tria no li porten al lloc que desitja (distorsió). Pot ser que hagi caigut en un parany i no es pugui moure (bloqueig). O pot ser que vagi i vingui sense sentit, vagant sense avançar (dispersió). A través d´una trobada col·laboradora, tots dos van explorant i van dirigint-se cap el lloc que el client desitja. El terapeuta acompanya, ensenya mapes, dissenya estratègies, allibera de paranys i li indica llocs on excavar en si mateix per trobar els recursos que necessita per arribar a bona destinació. Si el procés té èxit, el client podrà accedir al lloc que desitjava, acompanyat pel terapeuta, tots dos enriquits per aquesta experiència tan peculiar com és la trobada profunda entre dos éssers humans; haurà après a conèixer, comprendre i estimar la seva pròpia selva i a viatjar sense problema per ella.

El cicle de l'experiència en el procés de part

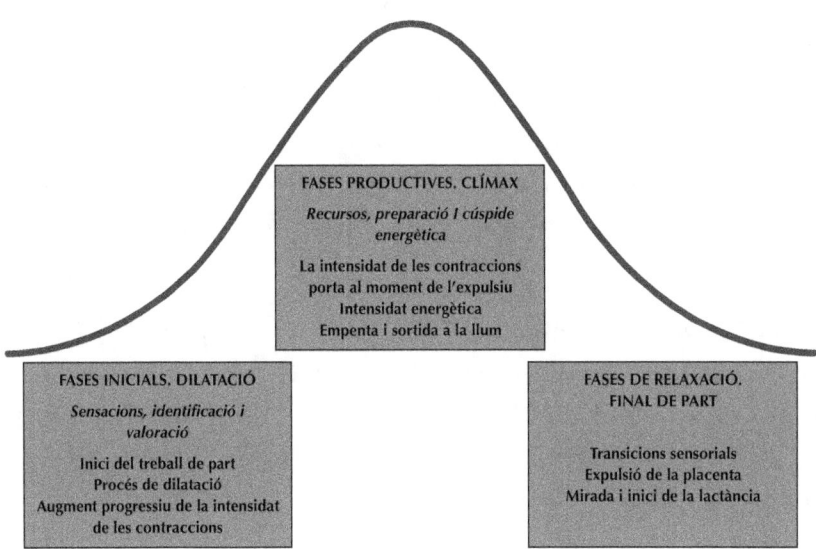

Anàlisi del cicle de l'experiència per a les principals estructures de caràcter

Per organitzar i sistematitzar l'estudi del cicle de cada estructura i posteriorment del procés de part, s'agruparan les 13 fases del fluir vital en 6 grups: fases sensorials, fases d'identificació, fase de valoració, fases productives, fase de trobada-consumació i fases de relaxació.

La definició dels problemes del cicle de l'experiència descrits per a cada caràcter, així com la descripció de les fases, poden trobar-se en l'annex 1.

Estructura esquizoide

És ben sabut que aquesta es forja de manera molt primerenca (durant la gestació i primers 3 mesos de vida), en la primera de les fases evolutives del desenvolupament humà, la fase preoral (des d'una visió psicoanalítica) o durant el període de sosteniment des del qual es parla d'una fixació ocular (des d'una visió Reichiana).

Des d'una visió més integradora, en la Psicoteràpia Integradora Humanista parlem d'una fixació en l'etapa que comprèn el període pre i perinatal i que afecta a la capa embrionària ectodèrmica (sentits que impliquen el nostre cervell reptilià: ulls, olfacte, oïda. La pell i el sistema nerviós).

Per a Boadella (1997) té gran rellevància la gestació i les vicissituds de la mateixa, així com els problemes en la succió i la respiració que es desenvolupen en aquest període. Segons A. Lowen la característica principal d'aquest tipus d'estructura és la divisió entre la psique i el soma. Aquest mateix autor assenyala com a trauma principal l'absència de tota intimitat física agradable entre el nen i la mare (Lowen, A. (1967), *Betrayal of the Body*, p.190).

I de la mà de la teoria evolutiva psicosocial d'Erikson i Sullivan, ens adonem que en aquesta fase el nen veu frustrada la seva confiança bàsica en la pròpia existència.

Des de la Psicoteràpia Integradora Humanista, Gimeno-Bayón afirma que aquesta tipologia va veure pertorbat el seu cicle contacte-retirada, en moltes ocasions perquè hi ha un excés d'espai i fredor i en uns altres casos, perquè s'ha donat la impossibilitat de tenir un espai de retirada (Gimeno-Bayón 2017 *Comunicació oral*).

Durant aquest període del desenvolupament, les fractures i interrupcions que impliquen les experiències traumàtiques poden generar nuclis psicòtics, que romandran silenciats i podran amenaçar l'equilibri emocional de la persona en períodes posteriors. És ben sabut que a més primerenca la fixació, més greus tendeixen a ser les pertorbacions, atès que la persona compta amb menys recursos defensius. Aquí l'ego és encara molt feble i vulnerable.

La defensa principal radica en la fugida del cos i el refugi al cap davant una sensació contínua o abrupta de perill a ser aniquilat. Es restringeix tot contacte amb les sensacions (del tipus que siguin) i les emocions, per ser potencialment perilloses. La millor defensa és el no sentir i el millor refugi és l'abstracció i la sofisticació del psiquisme, que sovint és intel·ligentment complex. A tal fi fugen del contacte, especialment del contacte profund amb l'altre.

No troben cap plaer en la socialització i sí en un aïllament, tant físic com intel·lectual, que sovint es tenyeix narcisistament, d'una falsa creença distorsionada de no pertànyer a aquest món, de no encaixar en la societat o d'estar per sobre de l'altre. Hi ha una ruptura amb la realitat a través de la dissociació i la despersonalització (que pot portar a l'esquizoide en un grau lleu i a l'esquizofrènic en un grau profund).

Somáticament s'expressa a partir d'una elongació

postural. Acostuma a ser un cos prim i atapeït, en tensió crònica, a causa d'un estat d'alerta en contínua activació. L'esquizoide no habita el seu cos.

Una de les característiques bàsiques que presenta és la disposició trencada dels eixos, és a dir, la pèrdua de la simetria, tant en relació al tronc com a les extremitats. La seva cara és poc expressiva a nivell afectiu, perquè no rep energèticament (i igual que la perifèria del cos) el reg del flux emocional des del cor. Aquest flux es bloqueja en la gola i en el clatell, també en el diafragma. Les zones de més tensió postural són els turmells, els canells i la pelvis, que roman en retroversión (anunciant una retirada de tot contacte sexual) i en tensió.

Per acompanyar el seu desplaçament energètic fins el cap (es tanca en aquesta regió trencant la relació entre pensament i sentiment), tot el seu cos s'impulsa cap amunt fent que augmenti l'arc plantar i mantenint la tensió en el centre de l'organisme, dificultant, d'aquesta manera, el reg energètic cap a la perifèria.

És l'estructura caracterològica amb menor capacitat pulmonar. La respiració està especialment compromesa per la necessitat de limitar el flux energètic emocional. Disminuint la pulsació respiratòria disminueix seu contacte amb la vida. D. Boadella va anomenar a la respiració de l'esquizoide "nascuda i no nascuda", una respiració que oxigena el just per no morir però el mínim per semblar que no existeixes.

"En el caràcter esquizoide l'experiència és de resignació per paràlisi i de replegament del cos cap al cap (Energia i caràcter 2.115 Boadella, D.)".

Peculiaritats en les fases del cicle de la experiència en l'estructura esquizoide:

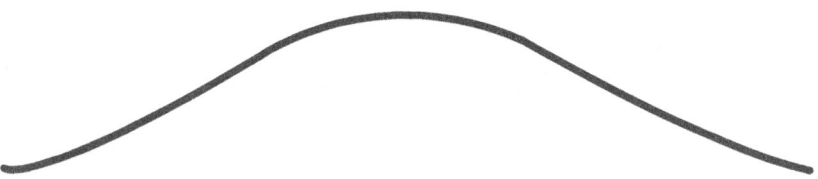

*Tipus de cicle que desenvolupa l'estructura esquizoide:
Hipointens, amb poca càrrega, desenergetizat*

Fases sensorials

La seva intuïció està especialment entrenada per captar i filtrar estímuls que representin una amenaça (generalment una amenaça fantasiejada, com la possibilitat de contacte íntim amb una altra persona), la interpretació dels mateixos acostuma a ser distorsionada i desplega totes les seves defenses encuirassades.

En contraposició a l'anterior, hi ha molt poca captació de les sensacions internes i somàtiques, aquestes són deliberadament bloquejades. Solen ser cossos que s'emmalalteixen poc, perquè tota l'energia està en el cap, hi ha autors que es refereixen a l'esquizoide com l'estructura "desencarnada".

- A trets generals, els problemes més freqüents del cicle de l'experiència en aquestes primeres fases per a aquest tipus d'estructura són:

- Fase1. Bloqueig intern: Falta de contacte generalitzt amb el món sensorial, que pot arribar a ser també una pèrdua de contacte total amb les sensacions en estats d'aïllament sever.
- Fase1. Bloqueig intern corporal funcional: per la presència d'un cos encuirassat, especialment al cap.
- Fase2. Falta d'atenció a elements que aporten informació rellevant: no processa estímuls que possibilitin algun tipus de plaer que no sigui purament intel·lectual.
- Fase2. Filtració al servei de la confirmació del marc de referència: com tot és potencialment amenaçador, tot el que es veu i se sent encaixa en aquest marc.

Fases de identificació:

La identificació dels estímuls és bàsicament cognitiva. El fluir vital queda severament bloquejat i sentenciat en la identificació emocional, fent que la intensitat energètica del cicle disminueixi dràsticament i impossibilitant que hi hagi suficient flux energètic per transitar saludablement les fases posteriors. A causa de la hipotensió que s'inicia aquí i que prossegueix fins al moment de la sortida a la realitat interpersonal, s'anirà minvant la capacitat de contacte amb l'exterior.

- Fase 3. Falsa identificació: hi ha una distorsió cognitiva del procés en general sobre la base de la seva construcció defensiva.
- Fase 3. Projecció de temors: el temor bàsic és a ser aniquilat, ja que, la seva fixació i defensa es construeixen sobre la base de la pèrdua de confiança en la pròpia existència.
- Fase 4. Emocions prohibides: totes.
- Fase 4. Desplaçament de l'afectivitat a d'altres nivells de la personalitat: el desplaçament és cap al subsistema cognitiu.

Fase de valoració:

Aquesta fase, que ja ve minvada per la falta de calor del flux emocional, la viu d'una manera freda i sobre la base de la informació del seu sistema cognitiu. Les seves metes i motivacions manquen d'empatia i es formulen a partir de la visió esbiaixada del seu univers defensiu.

- Fase 5. Frigidesa valorativa: a causa de la dificultat per a l'experiència afectiva dels valors. No vibra amb ells. Presenta un Adult fred.
- Fase 5. Consciència immadura: pot estancar-se en una consciència temorosa per por al contacte.
- Fase 5. Consciència distorsionada: presenta un estil de valoració excessivament rígid, que intenta adequar al seu marc de referència.

Fases productives (decisió, mobilització de recursos, planificació, execució de l'acció)

En aquesta alçada del cicle i com ja ha estat descrit, es disposa de poca energia per a l'acció i la productivitat. L'energia s'ha gastat en les fases intrapersonals (que són percebudes com més segures i còmodes), deixant molt mancat el procés energètic de sortida cap a l'exterior. El "què fer", l'expansió, el moviment per a l'acció i la cerca activa de solucions, manca de la suficient motivació.

- Fase 6. Distorsió per oblit d'algun nivell: bàsicament oblida a l´altre i les seves necessitats, també hi ha descompte cap a la seva realitat somàtica.
- Fase 7. Missatges interns desenergetizadors: internament frena la seva energia per a l´acció.
- Fase 8. Percepció de si mateix com omnipotent: sobrevalora les seves capacitats i descompta la complexitat del procés.
- Fase 9. Evitació: hi ha evitació indirecta a la exposició a situacions temudes i incòmodes que impliquin una acció excessivament socialitzada.

Fase de trobada i consumació:

La interacció i el contacte són esdeveniments especialment evitats i temuts per contenir, potencialment, tots els elements dels quals es defensa. La por al fet que li facin mal es posa per davant de qualsevol motivació cap a l´altre, que en el seu cas és nul·la.

La possibilitat de contacte ha estat congelada. El seu cos no existeix per al contacte (s'estreny en el centre i es refreda en la perifèria), si no hi ha cos no hi ha contacte, si no hi ha contacte no hi ha possibilitat de vincle, si no hi ha vincle no hi ha amenaça.

Aquesta fase es presenta permanentment bloquejada i com a molt desenvolupa un contacte deflexiu (Fase 10) que, des de la convencionalitat, li permet mantenir la distància.

Fases de relaxació:

Com ja ha estat esmentat en els altres apartats, aquest tipus d'estructura es caracteritza per un estat permanent d'alerta. El seu sistema nerviós simpàtic està contínuament activat i vigilant, defensant-lo de la possible amenaça.

Des d'aquí no hi ha cabuda per a la relaxació, que queda compromesa per la dificultat per abandonar-se a la fi del procés.

- Fase13. Tensió crònica: pròpia de la seva estructura.
- Fase13. Pensament obsessiu: la no relaxació es materialitza a través de l'activació cognitiva.

La mare amb tendència esquizoide

Les principals dificultats que presenten les mares amb aquesta tendència són les referides al vincle amb el nadó i a la connexió amb el propi cos, les seves sensacions, la respiració i el contacte profund amb el procés intern. La regulació emocional és pràcticament inexistent perquè no és un tipus d'expressió disponible, més aviat la fita consisteix en poder sentir i processar emocions i sensacions en el cos.

El treball de preparació a la maternitat en aquests casos se centra molt, inicialment, en l'explicació i abordament teòric del procés d'embaràs i part, això els dóna seguretat i previsibilitat. Posteriorment el treball amb les imatges i la fantasia els permet anar acostant-se poc a poc, a les sensacions corporals i anar unint psique i soma d'una manera poc amenaçadora i disponible.

Els treballs respiratoris triguen més a arribar, per ser una mala porta d'entrada per a aquest tipus de perfils, malgrat això, són tècniques necessàries durant l´embaràs i necessiten ser practicades durant molts mesos per ser efectives, de manera que acostumo a plantejar-les com manera d'entrenament i estudi, no com a instrument de regulación emocional, perquè no resultin inquietants. Quan es plantegen les respiracions com un instrument d'exercitació i treball preparatori poden ser vistes des d'un lloc més productiu i eficaç, que no pas des d'un lloc amenaçador.

L'objectiu rau a poder acompanyar en una respiració més oxigenant, que permeti una millor connexió amb el nadó i una consciència més gran del conjunt mare-nadó en primer lloc, i cos-psique-emoció en segona instància.

En el procés de part serà d'especial rellevància facilitar la presa de consciència del cos per ajudar el viatge "cap avall", tenint en compte que la seva tendència bàsica és "cap amunt". No desconnectar-se del cos i mantenir el contacte amb el nadó, generant una presència saludable que permeti entrar a les parts més intenses del procés sense intentar escapar (una manera encoberta d'escapar podria ser a través de l'anestèsia). Moltes visualitzacions al llarg del procés psicoterapèutic de preparació, estan dirigides a generar imatges de poder, recursos als quals aferrar-se durant els moments difícils del procés, és a dir, llocs segurs que ajudin al trànsit i evitin els intents de fugides indirectes que caracteritzen a aquestes tendències.

No hi ha un estil millor o pitjor per parir. Cada mare troba el seu i es treballa amb consciència per a entrendre'l i defensar-lo. Igualment tampoc existeix una manera millor de ser mare, cada mare ha de trobar la seva, aquella que li és saludablement pròpia. Indagar en la seva millor versió per poder acompanyar la criança, incloent la imperfecció i les limitacions que totes tenim. La mare "prou bona" a la qual va al·ludir Winnicott, no és un mare perfecta, és una mare capaç de conèixer-se i de sostenir-se en la seva història, les seves dificultats, les seves ferides i els seves defenses, sense carregar amb tot això al seu fill.

La funció esquizoide, ben col·locada, pot acompanyar una criança que encoratgi la curiositat del nen, que acompanyi en la reflexió, que estimuli la intel·ligència i el raonament, la creativitat i la fantasia. Són mares amb grans recursos des de la fantasia i la imaginació, capaces d'explicar i inventar contes, de passar llargues estones pintant i dibuixant, fent créixer la part artística del petit.

L'oportunitat amb la qual es troben aquests perfils al llarg de la criança radica a aconseguir connectar la part somàtica en relació a l´expressió de l´amor, la presència i el contacte (no deflexionat i funcional sinó profund i real): abraçar, tocar, mirar, fer massatges, carregar en braços, baixar al sòl a jugar i deixar anar les defenses per tornar a ser una Nena al costat del Nen en desenvolupament.

Estructura oral

Es fixa en l'etapa oral (1-3 anys aproximadament), del desenvolupament humà. Una etapa marcada per la superació de la simbiosi, la incorporació al món després de la conquesta de la confiança bàsica en la vida, versus la desconfiança que sorgeix després de la no assimilació d'aquesta fita evolutiva (segons Erikson i Sullivan), i que a poc a poc donarà pas a l'autonomia.

Ara l'excitació vital es concentra en la boca, com a centre bàsic de plaer i interacció amb el món i amb els afectes (la nutrició no és només física, també és afectiva). Shore (2000) parla extensament de l´impacte dels afectes sobre el cervell humà. En les seves recerques Spitz (1956), que seria font d'inspiració per a les teories de Berne, E., va comprovar l'impacte de la privació sensorial, unida al contacte físic, en el nen en aïllament clínic. Aquest impacte portava al deteriorament tant psíquic com orgànic.

D'altra banda, i seguint les aportacions de Bowlby en relació al postulat bàsic de la teoria de l'aferrament, quan el nen sent que el vincle no és segur, no podrà adquirir la seguretat que li hauria de proporcionar la persona amb la qual comparteix el vincle principal (figura l'aferrament), aquesta estarà poc accessible i serà font d'ansietat i temor, afectant l'estil vincular (que tendirà a serà ansiós, ambivalent o evitatiu).

Algunes teories actuals sobre educació (que ja van ser altament criticades i desacreditades), induïen al cuidador a deixar plorar al nen perquè "aprengués" a agafar la son sense "molestar" els seus pares, atropellant aquesta etapa i encoratjant la defensa oral a partir d'una inclinació mal resolta.

Per la seva part Lowen (Bioenergètics p.171) assenyala que l´oral oscil·la entre dues polaritats: la dependència infantil (inclinació ansiosa) i la independència exagerada (inclinació evitativa). Tots dos extrems són expressions defensives d'una inclinació mal resolta.

També en relació al vincle i ja citat anteriorment, Winnicott (2006) va encunyar el concepte de "mare prou bona", com aquella que era capaç de satisfer al nen sostenint-lo per sobre de les seves pròpies necessitats i de la seva pròpia història. I aquesta és precisament l'assignatura pendent en la ferida de l'oral, la falta d'aquesta disposició materna (tot i que des del meu punt de vista, també pot ser paterna).

La persona queda ancorada en aquest moment del desenvolupament per no poder arribar a satisfer la seva necessitat d'afecte i estima per part de la figura de manteniment principal (l'absència d'un "úter psicològic" segons E. Reichert, 2015). La relaxació que produeix en el nadó la sensació del pit, del sosteniment de l'abraçada, de la mirada amorosa, de la presència incondicional de la figura de manteniment... va quedar interrompuda i pendent, generant un estat permanent d'angoixa, depressió i buit.

El buit, al costat de la por a l'abandó i l'evitació de l'angoixa, seran els principals mobilizadors de la defensa oral, que s'estructura per no sentir cap d'ells i mantenir així l'homeòstasi.

Energèticament és l'estructura més deficitària, ja que tots els seus esforços radiquen a drenar la càrrega que li genera un contacte més intens amb l'angoixa. Estructuralment es disposa en un cos allargat i molt prim. Crida l'atenció la curvatura compensatòria en el tronc, que, d'una banda s'avança en la pelvis (descarregada i en anteversió), acompanyant un abdomen pronunciat. I d´altra banda es retira en el tòrax, protegint el segment del cor i arribant a generar un "pectum excavatum" (solc entre els dos pits, també conegut com el forat de l'oral, que representa físicament el buit emocional traumàtic típic d'aquesta estructura).

Les espatlles es presenten cap amunt i avançades, acompanyen la corba de la columna. Les cames són especialment primes i poc aptes per a l'arrelament.

El rostre és demandant, a vegades els ulls són exoftàlmics (surten de les seves òrbites per a cridar més l'atenció) i la barbeta és prominent (com demanant de mamar).

La respiració de l'oral, que és succionadora (respiració com a succió des de la Biosíntesi), expressa en relació a l'aire la mateixa dinàmica emocional que utilitza la seva defensa. Inhalen l'aire com si no hi hagués suficient, fent que la respiració sigui ansiosa i poc efectiva a nivell d'oxigenació.

És l'estructura més fràgil. S'emmalalteix i es lesiona amb facilitat. El seu nivell d'energia és tan baix que qualsevol necessitat extra la deixa exhausta. Intenta restablir la seva energia recolzant-se en l'altre, que generalment és frustrant i retroalimenta la seva defensa.

Si la vinculació és insegura podria desenvolupar-se un nucli depressiu. Per aquest motiu quan parlem d'oralitat podem atendre algunes variants en funció de la reacció que li genera a l'individu la interpretació de la seva realitat.

Durant el període de succió (primers nou mesos) apareixen les variants de l'oral depressiu i insatisfet. Durant la fase agressiva (dels 9 als 18 mesos, coincidint amb la dentició), tenim les variants de l'oral agressiu-reprimit.

En l'oral compensat (aquell que va lluitar amb l'abandó i la falta d'afecte cuidant les necessitats de l'altre i creixent de pressa), pot tenir una disposició energètica més contundent, la qual cosa el farà més sol.lícit i complaent, esperant algun dia el retorn.

Peculiaritats en les fases del cicle de l'experiència en l'estructura oral:

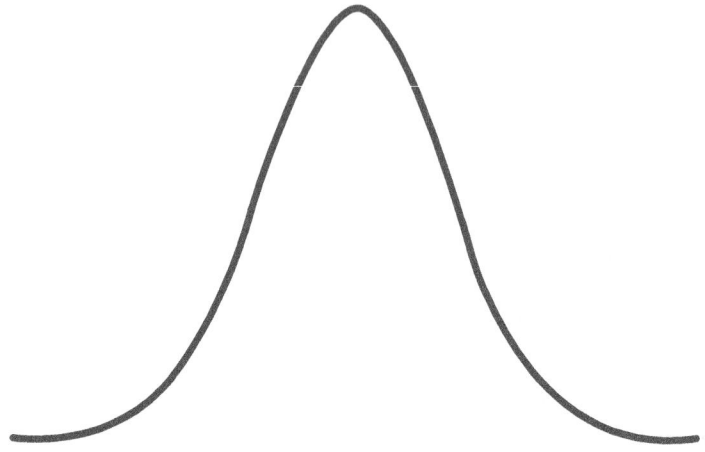

Tipus de cicle que desenvolupa l'estructura oral:
Hiperintens, amb molta energia en la cúspide.
En lloc de relaxar deprimeix

Fases sensorials:

- Fase1. Pèrdua de contacte total amb les sensacions: l'extrem de l'estructura oral és el cos anorèxic, que bloqueja totalment la sensació de fam i s'autoagredeix d'aquesta manera.
- Fase 1. Bloqueig intern corporal funcional: el cos és encuirassat. Existeix un bucle autoinhibitori cap-tòrax i tòrax-abdomen que el protegeixen de sentir d'una manera intensa l'angoixa. Al seu torn, inhibeix la possibilitat de cooperació entre el cap, l'emoció i l'acció.

- Fase 2. Malestar difús: acostumem a trobar un estat subdepressiu de base, que genera un neguit constant i permanent com una sensació de pòsit.
- Fase2. Filtració al servei de la confirmació del marc de referència: igual que totes les estructures, l'oral filtra sobre la base de la defensa construida. Distorsiona una vegada i una altra la interpretació d´una realitat sempre frustrant, dolorosa i potencialment abandonant, "mai és suficientment saciant".

Fases d'identificació:

L'oral compensat acostuma a disposar d'un bon Adult d'un Petit Professor, especialment eficient en interpretar què necessita l'altre. En aquest sentit la seva identificació cognitiva, encara que no exempta de distorsions, acostuma a ser eficient. Molts d'ells són rumiadors i obsessius, especialment quan es combinen amb trets de tipus rígid.

En general l'oral tindrà molts problemes en la identificació cognitiva i afectiva. Des d'aquí transitaran cicles intensos, encara que no massa ràpids (perquè sofreixen moltes interrupcions i avancen amb por).

- Fase 3. Bloqueig de pensament: fruit de l'estat freqüent simbiòtic i del mandat "no pensis".
- Fase 3. Dubte: per por d'equivocar-se i a posar en perill la simbiosi.

- Fase 3. Confusió dins-fora: problema que també s'explica a partir de la simbiosi. Distorsiona la consciència del límit de contacte jo-no jo sobretot mitjançant la confluència.
- Fase 3. Falsa identificació: errors en la interpretació del procés a partir de introjeccions que formen part de la seva defensa.
- Fase 3. Projecció d'una situació del passat: com ja està molt retraumatitzat per abandons recurrents, els projecta.
- Fase 3. Projecció de temors: Té por a viure l'angoixa, l'abandó, la pèrdua, el no ser estimat.
- Fase 4. Emocions prohibides: mentre que la tristesa i la por són emocions paràsites presents en l'oral, la ràbia i l'alegria genuïna són emocions prohibides.
- Fase 4. Conflicte entre diferents emocions: fruit d'un conflicte intraestructural de tercer grau entre el Nen Natural (que vol ser lliure i expressar-se genuïnament) i el Nen Submís (que vol adaptar-se a les situacions i a les necessitats de l'altre passant per sobre de les seves).
- Fase4. Descontrol emocional: pot descontrolar-se la por en forma d'angoixa i la tristesa en forma de depressió.
- Fase 4. Aprenentatge distorsionat de la vivència emocional: la possibilitat emocional està marcadament restringida i mediada per la defensa.

- Fase 4. Desplaçament de l'afectivitat cap a altres nivells de la personalitat: desplaça l'afectivitat cap el nivell somàtic, cap a l'agitació improductiva i a vegades cap al pensament obsessiu.

Fase valorativa:

El seu sistema de valors es veu compromès per la simbiosi. La intuïció valorativa cap a qualsevol motivació, quedarà supeditada a la supervivència de la defensa.

- Fase 5. Heteronòmia: el sistema de valors de l'oral simbiòtic quedarà determinat per les decisions externes. Aquest bloqueig encoratjarà l'aparició de dispersions que ens parlarien d'altres problemes relacionats, com la dificultat en la jerarquització de valors i el conflicte entre valors estancat.

- Fase 5. Fragmentació valorativa: per a ell hi haurà molta més rigidesa i crítica, per a l'altre molta més benevolència i comprensió. (Si no obté el que necessita, ha de ser perquè no el mereix. Posició vital -+).

- Fase 5. Inestabilitat valorativa: el seu estil valoratiu és canviant i poc eficaç.

- Fase 5. Consciència immadura: de tipus submisa afectiva.

- Fase 5. Sentiment paràsit de culpa: lligat a l'angoixa permanent.

Fases productives (decisió, mobilització de recursos, planificació, execució de l'acció)

De les fases productives, la que presenta dificultats més notòries és la decisió implicadora, que sol bloquejar i distorsionar per la dificultat que li suposa exposar-se a una possible frustració o abandó. Encara que en les altres no presenta tantes interrupcions energètiques, sí que es veuen afectades per les anteriors. D'aquesta manera la mobilització, la planificació i l'execució de l'acció, és a dir, la sortida a l'exterior de l'impuls motivacional, ja vindrà extensament determinat per les afectacions anteriors.

- Fase 6: Autolimitació: la satisfacció de les seves necessitats queda relegada a un segon pla, adoptant un rol de Salvador o de Pare Nutrici en la simbiosi i esperant afecte de tornada.
- Fase 6. Distorsió per pressió (que sempre és interna i que també pot ser externa).
- Fase 6. Contaminació per temor: pot prendre decisions inadequades però que li suposin poc risc a nivell defensiu.

Fases de trobada i consumació:

En el contacte trobem nombrosos Jocs psicològics (des del rol de Salvador i el de Víctima en funció del moment). Aquests li permeten evitar la intensitat d'una intimitat autèntica i compromesa que, encara que és el que veritablement desitja, és el que més tem. En la consumació, trobem un dels conflictes principals d'aquesta estructura, perquè posa en joc la satisfacció resultant de la trobada, que per a ells és sempre frustrant.

Dins de la fase 11 podem trobar-nos amb tots els problemes per causa del bloqueig, dispersió i distorsió que proposa el model. Variant la seva presència i importància en funció de la individualitat del cas.

Fases de relaxació:

L'estructura somàtica de l'oral ja presenta una desenergetització que convida a l'abandó i la rendició. Presenta molts problemes en relació als comiats i les separacions, que són angoixants i sovint desestructurants.

- Fase 12. Aferrament: per por de la pèrdua.
- Fase 12. Ignorància de símptomes d'acabament: com ell no vol separar-se, projecta el mateix en l'altre.
- Fase 13. Activisme: per no entrar en contacte amb el buit i la solitud empra l'acció.
- Fase 13.Pensament obsessiu: per no entrar en contacte amb el buit i la solitud, empra el sistema cognitiu.
- Fase 13. Sentiment de culpa neuròtica: per no entrar en contacte amb el buit i la solitud, empra el sistema emocional.

La mare amb tendència oral:

Les principals dificultats que presenten les mares amb aquesta tendència són les referides a l'aferrament, que generalment és de caire ansiós. L'angoixa està molt disponible i sovint la traslladen al nadó i posteriorment al nen.

Solen ser mares sobreprotectores que tenen tendència a infondre inseguretat, des de les seves pròpies inseguretats, perquè el món és potencialment hostil i cal evitar el sofriment i els perills potencials, siguin reals o imaginaris. El millor refugi és el vincle. Aquestes mares s'acostumen a sentir més alleujades en les facetes dependents del nadó, és a dir, en les fases orals i simbiòtiques i acostumen a viure amb angoixa i por l'autonomia i la independència del nen en desenvolupament. De fet, tendencialment dilataran la simbiosi, encoratjant situacions en les quals prevalgui tant el contacte físic com la supremacia de la cura de la mare, per sobre de les capacitats del nen.

Per exemple, tendiran a allargar la lactància més enllà dels 24 mesos, donaran de menjar quan el nen demana fer-ho sol, només al·ludint al fet que es taquen o al fet que amb ella menja més i millor. Tendiran a deixar poc espai per a l'exploració i la curiositat natural, allargant la utilització dels braços i el portar al nen a coll o en el cotxet, en contacte constant, per sobre de les seves necessitats de descobrir el seu cos, els seus impulsos i les seves possibilitats des del pla de les habilitats motrius.

Cal esmentar, que considero de rellevant importància la conquesta de l'aferrament segur i que per aconseguir-ho, el nen ha de viure l'experiència de seguretat que li proporciona el contacte, la lactància (durant més d'un any si pot ser), la calor dels braços i el sosteniment de mare, que reprodueix el balanceig de l'úter i calma al nadó, el llit familiar, i la disposició general de la calor, l'afecte i la disposició per a les cures i les necessitats de la personeta en creixement. I aquí està el tema bàsic, el que cuidem són les necessitats del nadó, no les de la mare. El que atenem és a la seva necessitat de continuar mamant, no que la mare no pugui suportar la idea de deixar-ho. El que encoratgem és el fet que se senti segur a la nit i pugui descansar amb la confiança de que no està sol, no la necessitat de la mare de sentir-se acompanyada, ni tampoc la necessitat de la mare que la necessitin. El nen anirà fent el seu recorregut a través del desenvolupament, a un ritme i en un tempo molt personal i amb certes fluctuacions, a partir de les seves peculiaritats individuals, es tracta que la mare pugui acompanyar respectuosament aquest trànsit, sense interrompre amb la seva pròpia vulnerabilitat la pulsació del seu fill.

El treball de preparació a la maternitat en aquests casos se centra molt en el manteniment de l'angoixa. Moltes vegades, en els moments inicials del treball de preparació, cal descontaminar la por i atendre, maternalment, el neguit i la inseguretat cap a la maternitat. En altres ocasions l'embaràs arriba com un alleujament, en el qual senten que s'omple un buit intern. El problema apareix quan després del part el buit torna i la tristesa inunda. Moltes de les depressions postpart estan relacionades amb l'oralitat i amb la sensació de buit.

Els treballs respiratoris, que són importants en totes les estructures, en aquest tipus de tendències se centren molt en una expiració conscient, lenta i sostinguda, que activi el sistema nerviós parasimpàtic, oxigeni al fetus, reguli l'angoixa i augmenti la relaxació saludable (ni depressiva ni desenergetitzadora). També són terapèutics els treballs de moviment conscient amb la pilota, que augmenten la sensació de sosteniment i d'estructura.

Una de les frases interessants per treballar terapèuticament amb aquest perfil és "pots sostenir i pots sostenir-te", que en nombroses ocasions sorgeix espontàniament quan s'està treballant amb la visualització i amb la verbalització. Les vocalitzacions terapèutiques (sons espontanis i connectats amb la consciència emocional i amb les nostres pròpies vísceres, que produeixen vibració i que carreguen energèticament), solen resultar recorfortants perquè permeten una expressió a través de la fonació (centre especialment rellevant en l'estructura oral) connectada i integrada amb el cos i amb el nadó.

L'objectiu radica a proporcionar un espai d'acompanyament, que aporti seguretat i que permeti portar el focus de fora i en l'altre a dins i amb ella. Ajudar en la regulació energètica perquè pugui augmentar la càrrega i la seguretat i l'empoderament personal. Reparar la història del desamor, de l'abandó i del buit per alliberar un espai de simbiosi neuròtica i donar lloc a la simbiosi natural mare-nadó saludable.

En el procés de part pot haver-hi desbordament emocional, sensació de desenergetització i desemparament, falta de força, de seguretat i de dependència de factors externs, que ajudin i donin estructura.

La funció oral, ben col·locada, pot acompanyar una criança saludable des de la capacitat i disposició per al contacte i el vincle. És capaç de satisfer sense dificultats la pròpia transició a través de la fase oral del nen, proporcionant presència i abraçada. Pot complaure i bressolar, parlar i ensenyar a expressar l'emoció.

L'oportunitat amb la qual es troben aquests perfils al llarg de la criança radica en l'assoliment de la regulació emocional, la capacitat per cuidar de les pròpies emocions sense necessitat de dispersar-les fora d'una mateixa, l'assoliment de viatjar des de la dependència i la simbiosi a la independència i la confiança, donant llibertat i amor al mateix temps.

Estructura psicopàtica:

La fixació d'aquest tipus d'estructures, ocorre en la fase anal (o fase de producció segons les tendències Reichianas), entre els divuit mesos i els tres anys. En aquest període es conquereix el control dels esfínters, l'apropiació del cos i moltes habilitats físiques que converteixen al nadó en nen. L'assoliment de l'autonomia està íntimament lligat a aquesta realitat de maduració motora, que experimenta el nen i a la possibilitat de diferenciació de la figura principal de sosteniment. Tot això portarà a l'assoliment d'una bona autoestima. Quan aquest desenvolupament no és possible, tindrà lloc un profund sentiment de vergonya i dubte (segons la teoria psicosocial d'Erikson i Sullivan), minvant l'autoestima de la persona en desenvolupament i fixant característiques pròpies dels caràctersque es donen en aquesta etapa: el psicopàtic, que tradueix la iniciativa en moviment expansiu i de control (procura allunyar-se de la feblesa i intenta mostrar un cos fort i dominador) i el masoquista, que va veure minvada la seva autoestima a partir de la humiliació, que va rebre pel no control del seu cos: maldestre, feblesa, no respondre al que s'esperava en un moment determinat...,contràriament al psicopàtic, el seu moviment corporal és de contracció i contenció.

El psicopàtic es disputa entre tenir autonomia (fita d'aquesta fase del desenvolupament) i no suportar ser controlat. En aquesta etapa el nen s'apropia del seu cos i sent el poder i el goig d'alçar-se davant el món, caminar, córrer, saltar…, possibilitant la seva autonomia. Gerda Boyesen (1997), postreichiana i mare de la Biodinàmica, va parlar extensament de la importància de la "dignitat de la postura corporal del nen" en aquesta fase.

Des d'una visió post-Reichiana, autors com a E. Reichert assenyalen que l'estructura psicopàtica, es forja a partir d'una interacció amb el nen en desenvolupament, que està marcada per la manipulació, les mentides i el abús del poder, per exercir control psíquic i físic sobre el nen.

Aquest tipus de relació s'estableix amb el progenitor del sexe oposat, que juga a seduir al seu fill i compromet la seva autonomia per aconseguir el que ell desitja. El nen passa a emmirallar-se en aquest tipus de conducta i es tornarà seductor i manipulador per aconseguir ser autònom. Nega tant els seus sentiments com els de l'altre i aprèn a sortir-se amb la seva a força de sotmetre (i fer veure que se sotmet amb el progenitor que el domina).

Creix sent molt hàbil intuïtivament per confeccionar agudes estratègies de manipulació. Els seus esforços es disposen per mantenir el poder i el control a través de la seducció i de la manipulació. Cuiden molt de la imatge i s'envolten de gent que els necessita i a la qual poden dominar, això els manté a resguard de sentir la seva pròpia vulnerabilitat, que eviten costi el que costi. Tot el que tingui a veure amb intimitat i rendició serà amenaçador i per tant es defensaran activament per evitar-les. Segons Lowen, A. (1982) "el psicopàtic es pot permetre un limitat grau d'intimitat".

Somàticament observem un cos molt carregat i desenvolupat en el tòrax (que parasita emocions de sortida cap al món com l'alegria i la ràbia) i fràgil i subdesenvolupat en les extremitats inferiors, que generen un arrelament insuficient, encara que les seves cames són aptes per a una mobilització energètica efectiva i àgil.

Tota l'energia està a dalt, al cap i en la cuirassa toràcica, que es construeix per al control exhaustiu de les emocions, que podrien deixar-lo vulnerable, i per aconseguir la submissió i la dependència de l'altre, al qual desitja dominar. Una de les característiques bàsiques és el tronc en forma de "V", que genera un estrenyiment en la cintura que talla totalment el flux energètic cap avall, deixant compromesa la seva capacitat de plaer per a la sexualitat i molt disponibles els moviments agressius i seductors (que utilitzarà manipulativamente). Hi ha un altre tall important en el clatell, que disposa l'energia cap al rostre i concretament cap a la mirada, que manté un estat d'alerta i vigilància constants.

Solen tenir un rostre bell i vistós, seductor. Una mirada freda i escrutadora, controladora. El seu cos en general s'adequa als cànons de bellesa de la cultura.

La respiració es manté empresonada per la cuirassa muscular i és inhaladora.

El cicle del psicopàtic és fred, ràpid i intens. És eficaç però el flux no és harmoniós i flexible sinó dur, rígid i calculat. Trobem els principals problemes en la fase d'identificació afectiva, la valorativa, la mobilització de recursos (perquè només es mobilitza a partir dels seus propis interessos) i la trobada.

Peculiaritats en les fases del cicle de l'experiència en l'estructura psicopàtica.

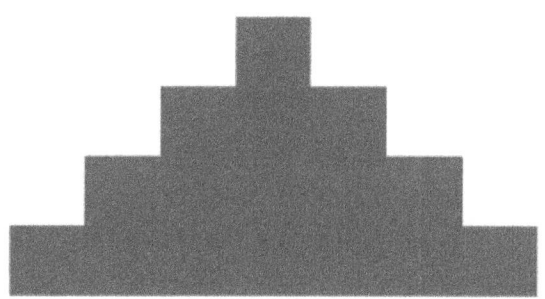

Tipus de cicle que desenvolupa l'estructura psicopàtica: Calculat, efectiu però fred. Sense parts toves.

Fases sensorials:

És especialment eficient en la captació i filtració dels estímuls, ja que d'això depèn la seva capacitat per a interpretar i manipular a l'altre, així com la seva disposició per a la defensa davant possibles situacions que el deixin vulnerable.

- Fase 1. Bloqueig intern: falta de contacte generalitzat amb el món sensorial: es deslliura d'aquelles sensacions que el deixen exposat, fràgil i vulnerable.
- Fase 1. Bloqueig intern corporal funcional: hi ha molt encuirassament toràcic.
- Fase 2. Falta d'atenció a elements que aporten informació rellevant: no filtra a l'altre i les seves necessitats, només contempla a l'altre en benefici propi i en funció del que ell necessita.
- Fase 2. Filiació al servei de la confirmació del marc de referència: en aquesta estructura la filtració està al servei de confirmar la seva superioritat i de protegir-se de l'exposició a la vulnerabilitat per continuar confirmant que és superior.

Fases d'identificació:

És especialment eficient en la identificació cognitiva, ja que des d'aquesta determina la seva astúcia, eloqüència i capacitat per seduir a través del discurs i les idees però distorsiona molt la identificació afectiva, fent ús de la seva intel·ligència emocional gràcies a la manipulació.

- Fase 3. Confusió dins-fora: com l'altre no compta ell ocupa l'espai dels dos i pensa per tots dos.
- Fase 3. Projecció de desitjos: té un Nen capritxós i fantasiós al qual necessita satisfer. Les seves motivacions es mouen constantment per complaure'l.

- Fase 4. Emocions prohibides: totes les que el deixen vulnerable i promouen la intimitat. En general el contacte tendre i amorós queda bloquejat.
- Fase 4. Aprenentatge distorsionat de la vivència emocional: va aprendre a protegir-se de l'impuls tendre per no ser vulnerable, submís i dominat.
- Fase 4. Desplaçament de l'afectivitat cap a altres nivells de la personalitat: desplaça l'afectivitat cap al nivell cognitiu i també cap a l'acció.

Fase valorativa:

- Fase 5. Frigidesa valorativa: no hi ha una experiència afectiva dels valors, el seu trànsit per aquesta fase és fred i sense emoció.
- Fase 5. Autoprohibició del sentiment de culpa sana: no hi ha límits cap a la manipulació i cap els possibles comportaments destructius. La culpa el deixaria vulnerable, per tant l'evita.
- Fase 5. Arbitrarietat valorativa: com ell està per damunt, no li serveixen les mateixes normes que als altres i té els seus propis criteris valoratius.
- Fase 5. Valoració invertida: pot arribar a tenir una escala de valors destructiva per a l'altre i per a l'entorn, contrària als valors que protegeixen l'autorealització humana.
- Fase 5. Consciència immadura: pot ser hedonista o rebel.

Fases productives:

Són molt bons a nivell productiu i solen tenir una eficiència admirable. Són expansius i disposen d'una gran força motivacional. No es cansen fins aconseguir el que volen, la qual cosa compta amb el benefici de la disposició de l'energia necessària per a la consecució de la meta, però amb el hàndicap que la mobilització dels seus recursos queda reduïda als seus propis interessos. Per tant la productivitat es distorsionarà des d'una mirada egocèntrica i calculadora. També són éspecialmente bons planificant (de manera freda i metòdica) per aconseguir els seus objectius.

- Fase 6. Falta de limitació de necessitats o desitjos: per la incapacitat per contactar amb la frustració pot, capritxosament, intentar donar resposta a tots els seus desitjos. Encara que assenyalem aquest problema, en general són molt poc dispersos i tenen capacitat per abordar i controlar molts assumptes i factors alhora.

- Fase 6. Distorsió per oblit d'algun nivell: Oblida a l'altre.

- Fase 7. Evitació: no exploren cap opció de la qual puguin sortir perjudicats i quedar exposats i vulnerables.

- Fase 7. Jocs de poder: juga des d'una postura de superioritat, coaccionant a l'altre.

Trobada i consumació:

No hi ha una trobada real, profunda i íntima amb l'altra persona, ell es troba amb una fantasia idealitzada de l'altre que alimenta les seves expectatives de poder i d'admiració.

- Fase 10. Dispersió de la trobada: per evitar la profunditat en la relació.
- Fase 10. Jocs psicològics: es presenta com a Perseguidor.
- Fase 11. Falses expectatives: el que aconsegueix mai és suficient i els assoliments li satisfan momentàniament, amb el que ràpidament es generen nous objectius.

Fases de relaxació:

La relaxació és relativa i passa molt ràpid per ella. Inicia nous cicles de seguida. La relaxació unida a la rendició és una amenaça per tant l'evita, igual que evita el lliurament cap el contacte amorós.

- Fase 13. Tensió crònica: està permanentment preparat per a l'acció. Hi ha una tensió constant.
- Fase 13. Activisme: se sent incòmode amb la idea que el temps no sigui productiu, alimenta un "afanya't" des de l'acció.
- Fase 13. Perdre's en el buit amb sensació de malestar: és incapaç de perdre's en el buit i romandre serenament en la relaxació. Intenta iniciar ràpidament cicles nous.

La mare amb tendència psicopàtica:

La dificultat principal és bàsicament la desconnexió de la faceta emocional i la dificultat per connectar amb la vulnerabilitat, el dolor i la part més tova, flexible i amorosa. L'embaràs pot ser viscut com un tràmit i el part com un esdeveniment productiu a superar. En general hi ha dificultats per connectar amb el femení des d'un lloc dolç i maternal, connecten amb la maternitat des d'un lloc fred que implica cures protocolàries i estratègies per aconseguir un fill saludable i exitós.

La connexió amb el cos és mecànica i la respiració desconnectada i artificial. Quan acudeixen a la preparació per al part (val a dir que acudeixen poc i, si ho fan, és perquè se´ls donin estratègies efectives d'afrontament), no solen relaxar-se i poden boicotejar les propostes de treball des de la desconfiança, descomptant la seva utilitat.

D'entrada desconfien dels parts no hospitalaris perquè prefereixen el control i l'anestèsia parcial (que les llevi del dolor, però que les permeti continuar controlant tot el que passa).

En el treball de preparació serà important donar estratègies que permetin saber què és el que passarà, com a mínim d'una manera parcial, en cada trimestre de l'embaràs, així com en cadascun dels moments del procés de part. Es focalitzen en l'assoliment de la tranquilitat a partir de generar un focus, un objectiu previsible per assolir. Sovint programen estratègicament les dates de concepció per assegurar el moment del part i també són freqüents els parts programats per assegurar que estarà l'obstetre més adequat.

Els costa descansar, perquè la relaxació és complexa. Per aquest motiu sovint és interessant comptar amb l'espai terapèutic com un lloc de relaxació (que mai serà total), però que permet un oasi de calma i assossec, sense amenaces, en el qual gaudir de l'embaràs.

Acostumen a fer els treballs respiratoris de forma mecànica i no els és especialment emocionant el contacte amb el nadó. Encara i així acostumen a anar responent a les propostes, perquè els agrada fer-ho "bé" i sentir que saben. I aquest és un recurs interessant amb el qual treballar.

El cos sol presentar molta tensió. Basant-me en la meva experiència, el més adequat és treballar amb la visualització (no tant amb la consciència corporal, que les bloqueja més), i anar de l'imaginari a la sensació. En aquesta línia també és interessant treballar el Grounding, perquè en general l'arrelament és insuficient i la necessitat de sentir que se sostenen és crucial.

En el procés de part la seva tendència serà la de controlar, controlar i després controlar. Per la qual cosa, el treball de cedir el control a la parella (si és aquest un lloc de confiança més o menys disponible), serà un dels itineraris i assajos a seguir al llarg de la preparació. Cedir el control a la parella significa que el rellotge, la bossa, el cotxe, el telèfon…,desapareixen del camp de gestió, per intentar que la mirada pugui estar en el focus de l'espai intern creatiu i en el del recurs, que en realitat és un dels seus forts.

A vegades m'he trobat que la negació del dolor i la dificultat per connectar amb la vulnerabilitat poden ser un recurs poderós, ben encaixat, per donar a llum. Perquè les torna fortes i resistents, es poden refugiar en el "jo puc" saludable, però això implica també consciència i arrels.

La funció psicopàtica ben col·locada acompanya una criança amb límits saludables, amb estructura, amb ordre i amb seguretat per al petit, que sap que pot créixer en un espai de previsibilitat logística. La seva energia la disposa a maternar amb acció i joc, amb moviment. Acostumen a posar a la disposició del seu fill una vida amb múltiples propostes i plans, repleta d'activitats que alimentin el raonament intel·ligent i creatiu.

L'oportunitat amb la qual es troben aquests perfils a la criança és la de poder empatizar amb la vulnerabilitat i la fragilitat del seu fill, alhora que es donen permís per processar la seva pròpia, recuperant la dolçor i la disposició per a l'impuls tendre cap a l'altre i cap a ella mateixa.

Estructura Masoquista:

Aquesta estructura i com ja s'ha esmentat, es fixa en l'etapa anal del desenvolupament humà (18 mesos a 3 anys). És en el moment en el qual s'aprèn a retenir. És una etapa en la qual l'individu ha de conquerir la seva autonomia (és molt important distingir autonomia d'independència en les fases evolutives) i aquesta es veurà frustrada per l'atenció excessiva de la mare a l'alimentació, la evacuació, la neteja personal i l'obediència.

Lligat al control motor del cos, el nen sent plaer en poder crear i autoregular-se en el cos. Experimenta amb els camps motors possibilitats de moviment (Boadella parla d'ells en el seu article "postures de l'ànima") i serà frustrat especialment en el moviment d'oposició, que aprendrà a reprimir per no ser castigat. També contindrà l'expressió expansiva, per por de ser rebutjat i humiliat. D'aquesta manera anirà construint una defensa muscular que acompanya un moviment de contenció.

Aquest moviment haurà de supeditar-se a les necessitats i els desitjos de la figura de referència, impossibilitant així la llibertat i el respecte necessaris, per a l'assoliment de l'autonomia. Si atenem aquest punt tenint en compte les aportacions de Marge Reddington, que descriu com en aquesta etapa del desenvolupament l'energia es dirigeix a aconseguir la separació emocional i a viure coses diferents a la mare, ens adonem que bona part de les carícies que va rebre aquest tipus de caràcter van estar condicionades a complaure a aquesta figura, generant un bloqueig en la possibilitat d'avanç maduratiu i molta ràbia continguda que es transformarà en una emoció prohibida.

"El sentiment sense experimentar que es repeteix no és un racket, si es permetés experimentar-lo s'aniria" (Marge Reddington, Barcelona 1982-3)

El nen en desenvolupament aprendrà a contenir-se des de la perspectiva física i emocional simbòlicament per evitar ser ridiculitzat, castigat o humiliat (una de les premisses fonamentals d'aquest caràcter). D'aquesta manera i energèticament parlant, utilitzarà el seu cos com a contenidor i sostenidor d'una càrrega que no pot sortir a l'exterior per l'amenaça que representa el fer-lo.

Com ha començat a desenvolupar-se l'estat Adult de la personalitat (en termes d'Anàlisi Transaccional és l'estructura que es refereix a la intel·ligència més pragmàtica i acadèmica, al raonament lògic) i a diferència dels caràcters anteriors, en aquest moment del desenvolupament, la persona ja té més conciència energètica, de pensament i corporal. Pot sentir amb més intensitat les seves sensacions i la necessitat de satisfer-les per relaxar-se. Aquest fet fa que la tensió crònica i conscient sigui una defensa, que a la vegada és amenaçadora (per la por a esclatar). Deprimeix l'expressió de l'agressivitat i la possibilitat de sentir plaer (perquè va aprendre que aquest acabava en humiliació).

Segons J.A. Gutiérrez, (cita) *"el masoquisme és un intent real en el nen i fantasiat en l'adult d'evitar displaers més grans".*

Somáticament observem un cos encuirassat, fornit, ample, hipertens. Solen ser robustos i comprimimits, aplastats. Al tòrax del masoquista se li diu "en bóta": arrodonit, carregat, dur, amb poc moviment.

El coll acostuma a ser curt i ample. A l'esquena, que també és molt ampla, solen tenir "clatellera"(acumulació de teixit que pot arribar a ser cifosi o gepa) en el triangle escapular, que els ajuda a contenir la ràbia i els moviments agressius. La pelvis es presenta carregada i avançada (anteversió). Alguns autors citen que presenta "el cul atapeït de por", o de "gos apallissat".

Les extremitats són curtes i amples. Les cames presenten un excés de càrrega, hi ha aplanament de l'arc plantar. Els braços i mans són toscos i poc aptes per a l'expressió afectiva del cor, que no arriba a expandir-se cap a les extremitats per la necessitat de contenció.

El rostre acostuma a ser una expressió socialitzada de la bondat. Tenen "cara de nen bo", perquè adaptativament els va ajudar a no cridar l'atenció.

La respiració, d'igual manera que tota la seva energia, també està empresonada. Respiren paradoxalment, amb poca oxigenació. La inspiració és forçada i es troba en el límit de la seva expansió. Hi ha dificultat a expirar (deixar anar), perquè encoratja la relaxació.

Peculiaritats en les fases del cicle de l'experiència en l'estructura masoquista:

En relació al cicle de l'experiència, cal esmentar que l'estil de cicle del masoquista és el d'un cicle interromput.

Atès que no hi ha relaxació, no hi ha possibilitat d'acabar el trànsit del cicle motivacional, amb la qual cosa la tensió i la càrrega energètica empenyen per donar sortida a les *Gestalts* inacabades, generant un bucle de defensa-tensió-no relaxació permanent.

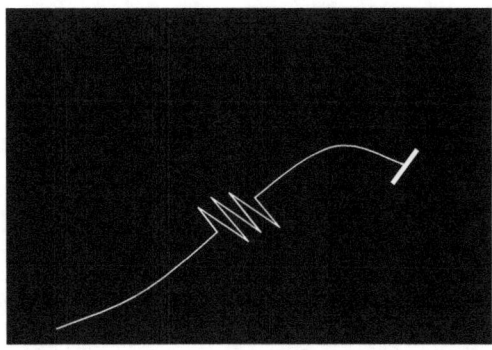
Tipus de cicle que desenvolupa l'estructura masoquista

Fases sensorials:

En aquestes fases no presenta problemes rellevants, és possible la receptivitat i la filtració de sensacions. Per descomptat i com totes les estructures de caràcter, tendeix a filtrar les sensacions al servei de la confirmació del seu marc de referència (Fase2) i des d'aquí posarà en marxa els seus mecanismes defensius.

Fases d'identificació:

Si tenim en compte que la identificació de les seves necessitats és on troba una de les difucultats més grans de trànsit energètic en el cicle, podem entendre que el bloqueig i les distorsions siguin interrupcions importants en aquest nivell, ja que al seu torn generen una gran interferència per al posterior avanç.

Específicament podem trobar els següents problemes:

- Fase 3. Bloqueig de pensament: per no tenir el permís de pensar lliurement.
- Fase 3. Dubte: que pot sorgir a partir de la dificultat en la interpretació del que vol l'altre.
- Fase 3. Confusió dins-fora: pot arribar a considerar les necessitats de l'altre com si fossin les seves pròpies.
- Fase 3. Falsa identificació: interpreta de manera errònia i distorsionada el procés en general.
- Fase 3. Introjecció-prejudici: té un estil introjector que afecta al seu funcionament general.
- Fase 3. Projecció d'una situació del passat: hi ha un transvasament d'informació que prové d'humiliacions anteriors i que trasllada a situacions actuals, potencialment amenaçadores.
- Fase 3. Projecció de temors: hi ha molta por a explotar, per no poder contenir tanta tensió i també molta por a ser humiliat.
- Fase 4. Emocions prohibides: la ràbia, com a principal enemiga.
- Fase 4. Conflicte entre diferents emocions: cap a la mare (ambivalència entre l'amor i l'odi) i en general cap a aquelles figures que l'humilien, podem diferenciar l'emoció que expressa externament (falsa alegria, complaença) de la qual sent interiorment (ràbia, odi).

- Fase 4. Aprenentatge distorsionat de la vivència emocional: va aprendre a contenir les emocions genuïnes per adequar-les a l'entorn i protegir-se de les amenaces.
- Fase 4. Desplaçament de l'afectivitat cap a d'altres nivells de la personalitat: desplaça l'afectivitat cap al nivell cognitiu mitjançant rumiacions obsessives. A vegades trobem obsessions estra nyes (fruit de la contenció) i/o malaltisses (com el *voyeurisme*) que donen una sortida perversa a la seva contenció.

Fase valorativa:

Encara que l'energia ja ve minvada de les fases anteriors, els problemes que podem trobar-nos aquí són el resultat directe de la mala identificació que fa del procés en general.

- Fase 5. Fragmentació valorativa: el criteri valoratiu és molt més benèvol amb l'altre que amb ell mateix.
- Fase 5. Consciència immadura: de tipus submís afectiva o temorosa.

Fases productives:

En aquest grup de fases ocorre el mateix que en la fase anterior, l'energia ja arriba molt distorsionada.

- Fase 6. Indecisió: decideix no decidir per evitar riscos. Desconfia de la seva intuïció.
- Fase 6. Distorsions per pressió interna i també externa.
- Fase 6. Distorsió per oblit d'algun nivell: oblida atendre les seves necessitats.
- Fase 7. Agitació com a distorsió, per la pressió de la contenció.
- Fase 8. Descompte d'opcions: no importen les probabilitats d'èxit, importa la no exposició a una situació potencialment amenaçadora.
- Fase 9: Evitació: hi ha una evitació directa a situacions que comprometin la seva defensa.
- Fase 9. Jocs de poder: ell sol ser el coaccionat.

Trobada i consumació:

L'assoliment es viu com una cosa negativa i és perillós per les possibles conseqüències negatives que alimenta en la seva fantasia. Està acostumat a relacionar el plaer amb el càstig.

- Fase 10. Jocs Psicològics: el seu rol acostuma a ser d'observador, a vegades de Víctima. Evita el conflicte.
- Fase 11. Interrupció de l'assoliment: l'assoliment és un impuls a la relaxació que nega. És com si el vomités per l'absència de permís per gaudir.

- Fase 11. Concepció masoquista de la vida: l'assoliment es presenta com una cosa negativa. Concep la vida a partir del sofriment i la seva defensa es disposa a evitar-lo.

Fases de relaxació:

Com podem deduir després de tot l'exposat, la relaxació no és possible. Podríem assenyalar pràcticament tots els problemes que afecten aquestes fases, especialment els referents a l'última d'elles, la relaxació. Aquest moment del cicle bàsicament està bloquejat, des d'aquí que es donin problemes com l'aferrament, la fugida (Fase 12), i els bloquejos corporals, pràxics, mentals i emocionals.

Hi ha algunes distorsions rellevants a assenyalar, com la concepció masoquista de la vida (Fase 12) o la relaxació angoixant (Fase 13). Però com s'ha esmentat, podríem assenyalar tots els problemes d'aquest moment del fluir vital.

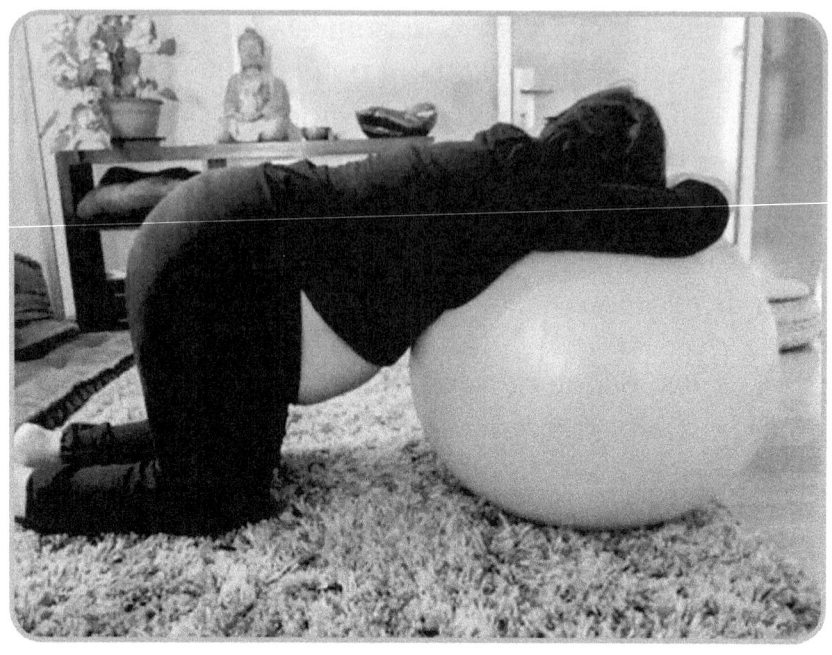

La mare amb tendència masoquista:

Les principals dificultats que presenten estan relacionades amb la contenció. Els és difícil deixar anar i en el procés de l'embaràs, deixar anar significa poder relaxar-se, poder expirar amb consciència, poder deixar anar el treball quan la condició física i el nadó ho necessiten, poder deixar anar el passat, en els treballs psicoterapèutics relacionats amb la seva història personal i poder deixar anar l´emoció generant un espai d´alliberament i relaxació interna.

En el treball de preparació solen ser complaents i passives, accepten bé les propostes terapèutiques però a vegades els costa entrar en profunditat en elles, per la pròpia por a deixar anar el control i a deixar anar el cos.

No solen tenir molta agilitat, especialment en els últims mesos d'embaràs i això, encara que és comú a totes les embarassades, s'exacerba en aquest tipus d'estructures que veuen molt compromesa la seva flexibilitat, tant a nivell físic com a nivell psicoafectiu. D'altra banda són bones contenidores per definició, és freqüent que gestin nadons sans, forts i ben nodrits, perquè sostenir dins els és fàcil i segur. Solen tenir bons embarassos, encara que la retenció de líquids i els dolors associats a la falta de flexibilitat són molt freqüents.

Terapèuticament es treballa, durant la gestació, en la relaxació muscular, i en el "deixar anar" terapèutic que s'anirà associant a les diferents peculiaritats de la mare, per a una pot significar deixar anar l'estrès, per a una altra deixar anar el cos, per a una altra deixar anar el plor contingut d'una manera regulada, per a una altra deixar anar la veu i l'expressió verbal de les necessitats, etc. Com en totes les estructures, la respiració estarà present i és molt important, guiarà el procés de relaxació i de consciència corporal i acompanyarà durant tot l'embaràs, tant el procés personal de la mare com el treball de vincle amb el nadó, que en aquest tipus d'estructures sol estar molt disponible i, fins i tot, ser un recurs per al treball personal profund.

M'explico, potser hi ha dificultat en què la mare pugui atendre les seves necessitats genuïnes, però no acostuma a haver dificultat en el fet que aquesta atengui les necessitats del nadó. D'aquesta manera, i a tall d'exemple, si la mare necessita deixar anar la veu i expressar que necessita descans, fer-ho per cuidar de les seves necessitats és complicat, però si pensa en les necessitats del nadó és factible i viable que pugui.

Com he esmentat acostumen a tenir una bona estructura de sosteniment físic, es tracta de construir i encoratjar un bon sosteniment intern que els permeti relaxar i deixar anar per poder tenir una bona dilatació en el procés de part.

L'avantatge principal amb el qual compten per parir és que aguanten tant el dolor com el sostenir-se al llarg de les hores, que poden ser moltes. No solen desbordar-se, i menys quan s'han preparat i la regulació emocional acostuma a ser bona.

Cal treballar, com ja s'ha comentat, en la consciència de deixar anar per afavorir la dilatació i posteriorment l'expulsiu, fet que acostuma a ser un moment crucial, perquè representa el pas de dins a fora i el moment de més energia de tot el procés, tots dos ítems són delicats per a la defensa masoquista, que intenta quedar-se dins i evitar al màxim l'exposició i les explosions energètiques intenses.

En nombroses ocasions m'he trobat amb parts de mares amb aquesta estructura, que es desenvolupen molt bé durant la dilatació, però que es bloquegen, es paren o tenen complicacions en el moment de l'expulsiu, com si es debatessin entre sortir i exposar-se o quedar-se dins i aguantar.

Hem de recordar que la simbiosi preval i que el que és per al nadó és per a la mare, és a dir, no només s'està donant a llum a un fill sinó que també se li dóna llum a una part nostra. De nou, en aquest punt, és important acompanyar encoratjant més les necessitats del nadó i centrant menys el focus en la mare. Solen ser terapèutiques frases com: "el teu nadó et necessita ara més que mai", "donar-li llum", "saps fer-ho per a ell o per a ella", "empeny per a ell o per a ella sentint tota la teva força", "dóna-li l'espai que necessita".

La funció masoquista ben col·locada pot acompanyar una criança disponible i amorosa, pròxima i complaent. Pot també tendir a la sobreprotecció, des de la complaença i a la dificultat, a posar límits saludables que ajudin el nen a regular-se emocionalment. No manegen molt bé les rebequeries i les explosions emocionals en general, i tendeixen a prendre distància o a intentar extingir l'expressió sotmetent-se als desitjos del petit i confonent els rols. Malgrat això, quan poden sostenir la seva tendència i cuidar d'ella, són mares juganeres, poden passar hores acompanyant en el joc i en les cures, tenen molta dedicació i donen temps de contacte càlid i pròxim.

L'oportunitat, amb la qual es troben aquests perfils al llarg de la criança, radica a permetre's tornar a ser nenes de la mà dels seus fills i deixar anar una expressió autèntica, genuïna i reparadora, que els retorni la seva essència. Aconseguir una expressió sana de les seves necessitats que els permeti cuidar-se en elles i posar límits saludables als seus fills.

Caràcters rígids:

Entre els 3 i els 6 anys (etapa fàl·lica-genital des d'una perspectiva Reichiana o de la conquesta de la iniciativa des de la teoria d'Erikson i Sullivan) el Nen s'apropia del seu cos. Sent la pulsació de la vida per tot el seu cos i desperta la curiositat: pel seu cos, pel cos de l'altre i per la sexualitat.

Apareix la iniciativa, fruit de la maduració de tots els sistemes, d'un llenguatge madur i d'una socialització creixent. La curiositat li porta a la experimentació i ja compta amb un món imaginari extens i expansiu. És una etapa que, si se supera amb èxit, el portarà a una vivència sana de la independència.

Aquí trobarem bloquejos que tindran a veure amb la capacitat per gestionar el gaudi i el plaer, l'energia de les seves activitats, la sexualitat i l'impuls de vida en general i lligats a la iniciativa, la creativitat i l'espontaneïtat. La regulació d'aquests aspectes per part de les figures parentals (a partir, per exemple, de la imposició de límits al moviment per por, per cansament...) determinarà la superació amb èxit d'aquesta etapa i l'assoliment de les fites evolutives que la conformen.

Les dificultats més grans en aquesta etapa tenen a veure amb el fet que el progenitor no va saber sostenir amb respecte aquest moment evolutiu, que anirà generant una cuirassa en el nen i dificultant així el lliurament total a les relacions, que es veuran restringides per la culpa.

De totes maneres, com les interrupcions en aquest moment són evolutivament més madures, és possible una millor adaptació, ja que la persona compta amb més recursos. La principal dificultat, com ja s'ha comentat, raurà en poder estar a les relacions profundes d'intimitat.

Els trets físics en aquesta etapa vindran determinats per un flux energètic que polsa per tot el cos i que no necessita de bloquejos profunds (propis d'estructures anteriors). La defensa es construeix de fora cap a dins i no de dins cap a fora com fins ara. El cos és rígid, tibant. Aquest s'encuirassa a nivell cognitiu, donant superioritat al pensament per sobre de l´emoció i la sensibilitat.

Ens detindrem aquí en les dues tipologies clàssiques dins de les estructures rígides, encara que hi ha uns altres subtipus i variants.

Peculiaritats en el cicle de l'experiència del caràcter rígid:

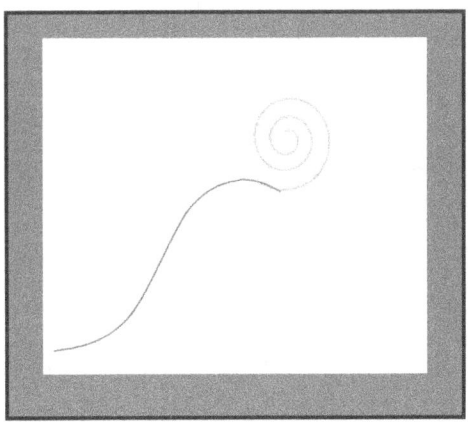

El cicle, que podria arribar a ser saludable i harmònic, té una bona càrrega energètica que s'interromp en el contacte retornant l'energia cap a l'interior.

Fàl·lic-narcisista (en l'home):

Una de les explicacions que se sol donar a aquesta tipologia és la d´una figura parental del mateix sexe competitiva i manipuladora, que va donar moltes carícies condicionades a ser exitós i a no defraudar. El nen ha de tornar-se rígid per defensar-se i no sentir-se fracassat i vulnerable.

La figura materna, va ser afectuosa, però sovint no va permetre que el nen experimentés la independència perquè es quedés al seu costat, a vegades confonent el rol fill-parella. El nen és el desig de la mare.

El sobreprotegeix i acarona estimulant el seu narcisisme, les carícies a la imatge i dificultant la seva maduració.

Conté la ràbia a partir de la tensió corporal però té conductes agressives, en relació a la dona (a la qual sap seduir però amb la qual té serioses dificultats per a intimar profundament) i a l'home (amb el qual competeix).

Busquen l'èxit i l'admiració i la seva principal dificultat resideix en el vincle amorós. Sexualment són dominants, el plaer més gran radica en la seducció però tenen serioses dificultats a sentir satisfacció a través de l'orgasme, que sol ser de baixa intensitat per no arribar a una descàrrega completa i a una rendició total.

La cuirassa corporal es disposa en forma de biga: canal que travessa el cos i que transporta la càrrega energètica, que és drenada a través de l'activita mental obsessiva o la sexual compulsiva.

- En les fases d'identificació trobem una superioritat del sistema cognitiu que li pot portar a la distorsió del procés en general. Pot ser caòtic (Fase 3), perdre el límit de contacte jo-no jo (Fase 3) traduint la realitat en funció dels seus desitjos. La projecció de desitjos (Fase3), especialment de tipus sexual, és especialment rellevant en aquesta estructura.

  La identificació afectiva està molt bloquejada perquè suprimeix la sensibilitat i l'expressió amorosa.

- La valoració és freda i mancada d'experiència afectiva, encara que no d'una manera tan exacerbada com en el psicòpata.

- Les fases productives s'acostumen a interrompre per l'excés de rumació i, sovint, la sortida cap a fora té molta menys energia que en les fases anteriors. Distorsiona les seves decicions i planifica impulsivament (Fase 8). En l'execució de l'acció pot desenvolupar Jocs de poder (Fase 9).

- En la trobada i la consumació intenta reflexionar (Fase10) per evitar relacions de intimitat que el comprometin. Ateses les seves expectatives elevades, les trobades acostumen a ser frustrants i no l'acaben de satisfer.

- No arriba a les fases de relaxació perquè els cicles s'interrompen abans.

Maria Beltrán

La histèrica (en les dones):

Aquí l'impuls vital, que ja polsa per tot el cos, fa que la nena experimenti intensament les seves habilitats, que ensenya amb un repetitiu "mira, mira el que faig", que als pares els enorgulleix i tendeixen a voler lluir. Des d'aquí la nena espavilada dels papàs, (a la qual ja es va referir Marge Reddington, 1982) aprèn a ser valorada i a rebre carícies pel que fa i no pel que és. Des d'aquí li és difícil parar, connectar amb ella mateixa i establir relacions d'intimitat. Actualment també trobem molts nois histèrics, per la manca d'aprenentatge generalitzat en el sosteniment i la contenció de l'energia, i en el poder posposar el plaer per a més tard.

El cos és endodèrmic (arrodonit i amb corbes) presenta molta càrrega, també molta càrrega sexual. És molt seductora, els seus moviments són sinuosos. Genera molta ambigüitat en l'home, al qual, d'una banda sedueix i per un altre el rebutja (per la pròpia por a ser rebutjada). Hi ha molta dificultat a lliurar-se a l'amor, a enamorar-se de manera veritable i genuïna i en desenvolupar relacions estables.

És sofisticada i orgullosa, tendeix a contenir la ràbia que a vegades surt impulsivament i de forma explosiva. Els seus cicles són ràpids i intensos, carregats d'emocionalitat.

La cuirassa corporal es disposa en forma de xarxa: encuirassament muscular que permet regular l'energia emocional que es conté i que s'expressa.

En la histèrica acostuma a ser tova i permeable.

- Encara que les fases sensorials no són les més rellevants a nivell d'interrupcions energètiques, sí que trobem bloquejos per falta de contacte amb les sensacions corporals (Fase1), no les sexuals i l'excitació en general, que està molt disponible. Destaca l'habilitat corporal (Fase 1) i la dispersió en general (especialment notòria en l'atenció (Fase 2).

  Pot existir Malestar difús (Fase 2) lligat a estats depressius i una filtració al servei de la confirmació del marc de referència (per exemple en relació al fet que cap home compleix amb el seu ideal).

- En les fases d'identificació trobem un fort bloqueig en la fase cognitiva i molta distorsió en l'afectiva. Presenta problemes com el Caos, la confusió entre pensament i sentiment, la projecció de desitjos i temors en la Fase 3 i el conflicte entre emocions (es debat molt entre emocions que la porten al contacte i les que la porten al rebuig cap al mateix). Hi ha projeccions del passat (va repetint el mateix patró de seducció i abandó en les relacions), descontrol emocional (tendeix a desbordar-se), un aprenentatge distorsionat de la vivència emocional (com trobem en totes les estructuras de defensa) i un desplaçament de l'afectivitat, generalment cap al nivell somàtic (Fase 4).

- La jerarquització de les motivacions vindrà determinada per les seves fantasies d'amor ideal i de seducció. En general hi ha fredor valorativa (fins i tot pot arribar a frigidesa) i molta dispersió (per exemple amb problemes com el de la inestabilitat valorativa). La consciència pot ser submisa-afectiva per tenir un estil dependent).

- La sortida de l'energia del cicle cap a l'exterior és possible, però dispersa. Té dificultats en la limitació dels desitjos (Fase 6), sovint la seva mobilització és dispersa (Fase 7), amb el que la planificació es veu minvada (Fase 8) i l'actuació també es dispersa (Fase 9). Podem destacar alguns bloquejos importants com la indecisió (Fase 6), missatges desenergetitzadors (Fase 7) i la Impulsivitat (Fase 8), que és molt notòria en aquests estils per la incapacitat de sostenir l'impuls dintre.

- Encara que la trobada i la consumació és el que més desitja, sovint aquest moment del cicle es converteix en una frustració, per no arribar a ser el que s'esperava o per la pèrdua d'interès. Dispersa tant la trobada (Fase 10), com la consumació (Fase 11), que s'allunya de les expectatives carregades de fantasia, que s'havia fet.

- La relaxació també és amenaçadora i intenta evitar-la dispersant l'energia mitjançant una consumació dispersa en la Fase 12 i mitjançant la pèrdua en el buit amb sensació angoixant en la Fase 13.

Maternar, maternant-me

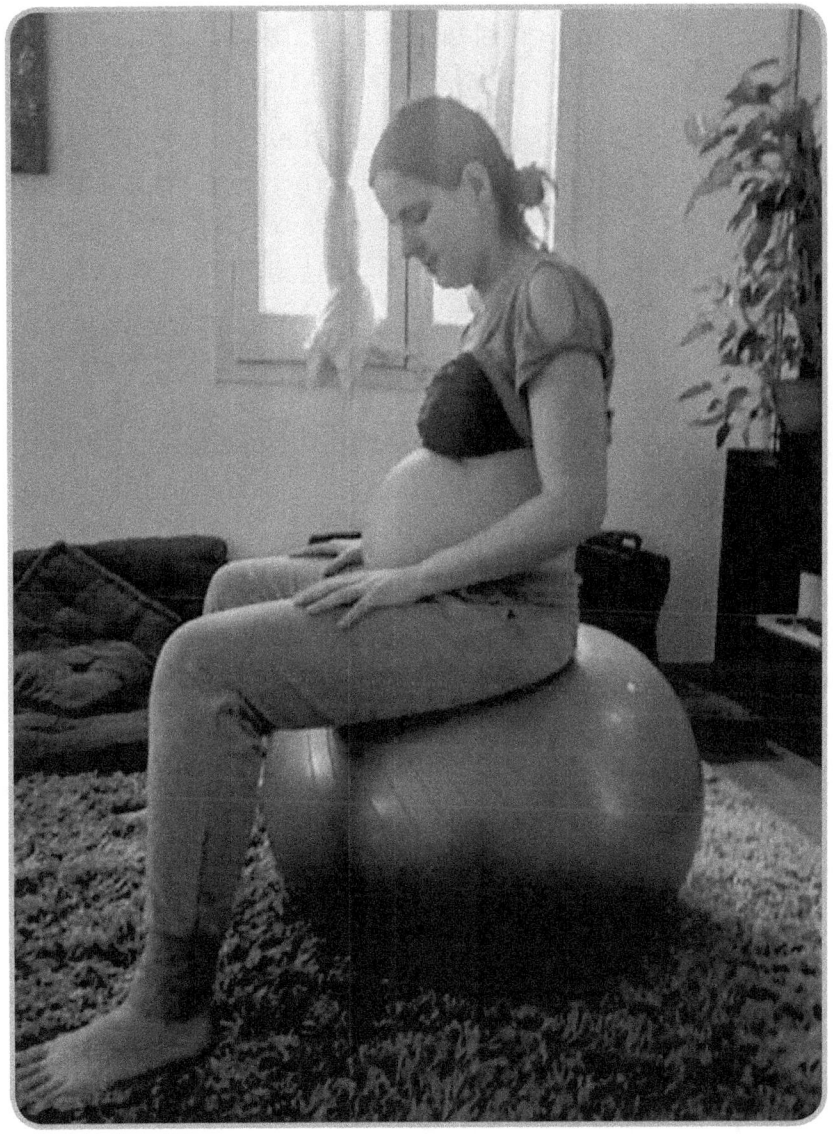

La mare amb tendència rígida:

Les principals dificultats en aquest tipus de tendència general, sense entrar en el subtipus, radica en la dificultat per connectar el plaer i el gaudi del trànsit de l'embaràs.

Sol posar molt de focus i energia fora, en el productiu-logístic, i oblidar o prestar menys atenció a allò de dins, sota la creença que, com no ha de fer "res" productiu o efectiu perquè es desenvolupi l'embaràs, no fa falta estar aquí. Aquest bloqueig dificulta en moltes ocasions el vincle i la connexió mare-nadó. I no és des del desinterès, sinó des de la falta de contacte emocional tendre i càlid (especial i principalment cap a elles mateixes). D'altra banda es preparen de manera ordenada i metòdica i poden "fer" moltes coses relacionades amb el seu embaràs: llegir, comprar coses per al nadó, canviar-se de casa, apuntar-se a classes de ioga, natació,…

La preparació a la maternitat se centra en diversos pilars. D'una banda la connexió dolça i amorosa amb el propi cos, que sovint és utilitzat com a vehicle d'acció i producció. I d'altra banda en el vincle amb el nadó en gestació, amb l'objectiu d'aconseguir un lliurament profund cap a aquest, sense condicions. Intentarà controlar el procés i li suposarà de gran ajuda la previsibilitat. Per aquest motiu és bo cuidar d'aquest aspecte donant informació i responent a les seves demandes, però ajudant a anar deixant poc a poc la necessitat que tot estigui controlat perquè de cara al part serà necessari.

El treball psicoterapéutic de preparació abasta un ampli ventall de possibilitats que inclou la visualització, l'emmarcament teòric (que serà molt important per a ella), els exercicis en la pilota (que practica eficaçment i amb assiduïtat, perquè li reporten molta seguretat), la respiració (que encara que pot ser encuirassada i controlada inicialment, acostuma a canviar molt i arribar a ser oxigenant i ben connectada) i la fonació i expressió a través de la veu (com a recurs en el treball de consciència i com un simbolisme que ajuda a donar sortida al món intern). Pràcticament tots els abordaments del protocol de treball estan benvinguts, sempre que s'hagi establert una bona relació amb la terapeuta que afavoreixi un espai de seguretat.

En el procés de part serà crucial la desconnexió del còrtex frontal, del control i de la necessitat de col·locar el focus fora, per donar pas a una activació de la part més instintiva i intuïtiva en un procés profund de rendició al dolor (deixant, d'aquesta manera, que es transformi) i a la vida.

La funció rígida ben col·locada, pot acompanyar una criança saludable, que aporti una bona estructura al nen, encoratjant la seva intel·ligència, la seva independència, la seva capacitat de regulació energica i el control sobre el seu cos i sobre les seves activitats. Acostumen a ser mares disponibles encara que a vegades controladores, poden estar mancades de calor emocional i tendressa, dolçor. Encara i així, tenen disposició per donar una vida rica i estimulant, activa i creativa.

L'oportunitat de creixement que tenen aquests perfils al llarg de la criança és la de flexibilitzar-se i endolçar-se, fent una millor pulsació entre el seu món intern i el seu món extern, deixant més de costat la part productiva-logística i acariciant el món emocional des de la regulació i el contacte. Aprendre a donar més carícies al petit pel que és, i menys pel que fa, educant en la incondicionalidad de l'amor.

6

MARES I NADONS DESPRÉS D'UN PART DIFÍCIL

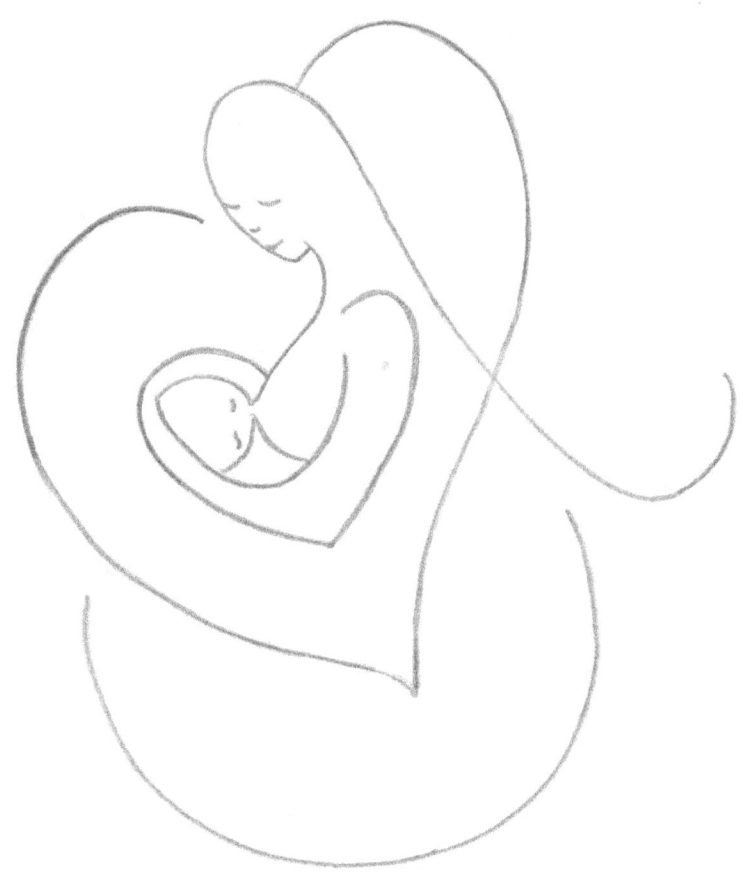

Quan alguna cosa no ha anat bé en el trànsit del part, i especialment quan hi ha aspectes frustrants en relació a les expectatives que tenia la mare i el que finalment va ser, s'instaura, amb freqüència, en el nostre cos i en els nostres sistemes psicoafectius un sentiment de frustració, d'engany i de tristesa que ennuvolen bona part de l'alegria d'haver donat a llum i de l'inici de la criança.

El postpart en si, ja implica moltes adaptacions, que sovint són complexes i requereixen de paciència i amor per sortejar-les i superar-les. Si a més li afegim el sabor agredolç, que el trànsit a la vida del nadó no va ser com ens esperàvem, podem trobar-nos de sobte amb una sensació d'insatisfacció, desencís, tristesa i humiliació. Especialment si el part no ha estat respectuós o si la mare no es va sentir suficientment cuidada i atesa en la seva necessitat de respecte, companyia, ritme i flux.

Tots aquests aspectes influiran en la lactància i en el vincle. Perquè igual que no estem del tot disponibles per a l´altre quan hi ha aspectes inconclusos de la nostra vida que empenyen per ser resolts, i ens mou la necessitat de mirar-los i atendre´ls per poder quedar-nos en pau i tancar amb ells, de la mateixa manera, el nostre cos i el propi cos del nadó, prement i empenyent durant els primers dies després del part, en una segona oportunitat per completar el trànsit de manera exitosa.

Sota aquestes premisses i a partir de la curiositat que va despertar a dins meu l'observació al llarg dels anys, de nadons que van néixer per cesària i que mantenien, durant els primers dies de vida, l'impuls primari d'espoderament (responien amb moviments de pressió i embranzida del seu caparró al contacte sobre la fontanel·la), vaig començar a treballar amb la premissa de la restauració de moviment interromput amb mares i nadons que havien tingut un part d'aquest tipus. En el part per cesària, el moviment que s'interromp no és només el del nadó, sinó que també ho és el de la mare. Ell no va poder descendir pel canal de part, rebre l'abraçada del procés d'expulsió i emprar les torsions necessàries que el portarien a l'exterior. Però a la mare també va quedar pendent poder espoderar, poder cridar, poder utilitzar el seu cos per donar llum a la seva filla i poder relaxar-se després amb la sensació d'haver conclòs amb el procés. D'alguna manera a la dona es queda pendent l'experiència de força i poder pròpia de l'expulsiu i que ha estat descrita en els capítols anteriors. Moltes vegades el procés es queda segrestat en l'ombra de la segona matriu, sense llum ni focus, en la foscor del "no puc i no vaig poder", com una memòria emocional que pesa i empeny per ser resolta.

Podríem parlar també de característiques específiques en relació a aquests aspectes, dels parts instrumentalitzats (en els quals no és la força de la mare la que expulsa al nadó, sinó la d'un instrument extern i interferent que estira, succiona i arrossega), o la dels parts programats (on no existeix la consciència de l'inici del procés per part de la díada).

La proposta aquí radica a proposar un protocol de treball psicoterapèutic que ajudi a la restauració de les empremtes emocionals relatives al procés, que dificulten la possibilitat de sentir la plenitud de donar a llum, tant a un nivell físic com a nivell psico-emocional. Aquests moviments de treball conscient, sorgeixen de la recerca i acompanyament a dones i fills amb aquest tipus de parts i a partir d'un abordament tant grupal com individual.

Ressentir i renéixer. L'experiència de reparació. Abordament psicoterapéutic després de naixements difícils

Hi ha quatre aspectes rellevants en el treball de reparació de les empremtes primerenques del procés de part.

He traduït aquests quatre aspectes en quatre moviments concrets de treball, per al·ludir a la importància del "moviment que no va poder ser" i a la necessitat d'obrir-li la porta cap a l'expressió terapèutica.

En la meva experiència clínica, he pogut comprovar que aquests aspectes van quedar pendents i són comuns en els trànsits difícils, tinguin les característiques que tinguin: invasius, instrumentalitzats, poc respectuosos, provocats... i en la pràctica, la seva vivència ajuda a sanar, entendre i reformular les memòries traumàtiques associades.

Maria Beltrán

Primer moviment de reparació. Renéixer.

Els treballs de renaixement, que són molt comuns dins dels abordaments psico-corporals, atenen aspectes relatius a les matrius perinatals a la vida adulta i pretenen reproduir les fases del part a través de la respiració, la reproducció d'estats de flotació o dels moviments propis de cadascuna de les fases del procés clínic. L'objectiu consisteix a buscar la reparació psicològica dels continguts subjacents a les matrius, a través de reviure aquells moments no conscients del trànsit del part. Durant un període d'uns 40 dies després del part (i aquí no hi ha una data tancada i marcada, segurament depèn molt de característiques individuals, però és lògic col·locar-lo en el període de quarentena, quan el cos de la mare està encara en procés de drenatje uterí i per tant està col·locant de nou tot en el seu lloc), aquests moviments estan encara molt disponibles. Tan disponibles com quan baixem d'una muntanya russa i encara sentim que seguim en moviment i ens costa plantar els peus en el sòl. Encara ressona en el nostre cos d'una manera vívida l'experiència.

És com continuar taral·larejant una cançó en els moments posteriors a haver-la cantat, les notes reverberen en el nostre cervell a manera de caixa de ressonància. Seria alguna cosa semblant a aquest efecte del ressò, que es va repetint durant els moments posteriors a l'emissió d'un so.

De la mateixa manera, els moviments espontanis que pertanyen al procés de part, continuen disponibles durant els dies posteriors a aquest, oferint la possibilitat de la seva expressió, si no ha pogut esdevenir-se de manera natural.

El treball de renaixement en l'espai terapèutic, consisteix en la reproducció del descens del nen a través del cos de la mare en contacte amb la seva pell. El lliscament es fa en el tors de la mare i amb la seva ajuda. El moviment de sortida al món es reprodueix amb l'ajuda de les mans, que simbolitzen la frontera dins-fora i que lentament va lliscant a banda i banda del petit cos del nadó, deixant-li espai i representant així l'arribada al món.

Durant aquesta coreografia de reparació, la mare té durant tot el temps el domini de la situació, és coautora juntament amb la seva filla, d'un ball simbiòtic en forma de massatge entre dos cossos, en el qual esdevé una co-regulació del ritme, de la respiració i dels impulsos reflexos i espontanis del moviment de part.

Sovint l'experiència es repeteix vàries vegades, això també és propi de la díada, que troba el seu camí i el que necessita. I acaba amb l'acte reflex de succió, que marca també el final de part a partir de la conquesta de la transició alimentària.

La terapeuta i la segona figura de suport (si n'hi ha), acompanyen l'experiència col·locant-se intuïtivament en aquell lloc que aporta un contacte pròxim, present i d'ajuda, però no interferent, deixant que allò que és espontani i propi de l'univers de la família sorgeixi sense interrupcions.

Normalment el treball s'acompanya d'una descàrrega emocional, tant de la mare, que pot trobar un lloc per deixar anar l'emoció continguda de l'expulsiu, com del nadó, que pot plorar o relaxar-se. En nombroses ocasions, després del treball, els petits acaben molt cansats i dormen durant moltes hores, com si haguessin realitzat una marató emocional que els deixa exhaustos.

Una pregunta important que pot sorgir aquí és si passada la quarentena es pot fer aquest treball de reparació. Si atenem al fet que nostres empremtes ens acompanyen durant tota la vida, seria absurd pensar que aquesta intervenció només es pogués fer durant un espai de temps tan reduït. Parlem llavors de la quarentena com l'època idíl·lica a tal finalitat, per les circumstàncies del cos de la mare que he explicat i perquè encara estan els reflexos de moviment de part en el nen. És una intervenció per a la qual és necessari que el nadó tingui una grandària menor a la del tors de la mare i que encara prengui pit.

Al marge d'això, el treball de renaixement és interessant en altres èpoques del desenvolupament infantil que pot adaptar-se molt en funció del moment, de l'edat de la nena i les característiques específiques de la situació, però sense perdre de vista que el procediment implica un contacte íntim amb el moment de l'arribada a la vida i tot el que allà hi va ocórrer. En nens més grans pot realitzar-se a manera de joc i és preferible que sigui la nena la que trobi la seva millor manera i el millor material (coixins, mantes, túnels, per sota de les cames,...) per reproduir una maniobra de renaixement.

Segon moviment de reparació. Ressentir en el cos.

Durant aquest segon moviment, el treball consisteix a encoratjar una experiència sensorial sentida, en la qual el cos de la dona pugui ser el protagonista i tingui un espai d'expressió genuïna.

Els òrgans i sistemes responsables de la gestació i el part, prenen aquí les regnes en un procés de connexió amb el més subtil de la realitat somàtica. D´alguna manera s´obre un espai perquè aquests llocs tinguin veu i puguin expressar-se en el seu llenguatge, el llenguatge del cos, al qual tants autors han dedicat la seva mirada i dedicació. Per citar algun d'ells podem atendre el Focusing de Gendlin, E. (1978), orientació psicoterapèutica que té una manera de mirar el cos a la qual Gimeno-Bayón, A. (2003.*Un modelo de integración de la dimensión corporal en psicoterapia*), li va dir la *mirada intuïtiva* i que relata com, des d'aquest abordament, el cos és mirat com un lloc ple de saviesa i respostes.

D'altra banda tenim els diàlegs *Gestàltics*, que seguint les aportacions de la mateixa autora, atenen el cos com a llenguatge i fan una mirada comprensiva d'aquest. En aquesta mateixa línia voldria citar les aportacions de Schnake, A. (2008. *La voz de síntoma*), que en un discurs organísmic relata "les causes psíquiques o de l´ànima que incideixen en la malaltia".

Quan obrim aquesta finestra a la consciència corporal, l'atenció es dirigeix a aquest espai intern en el qual, després de l'experiència de part, hi ha informació i càrrega emocional que són susceptibles de ser ateses per posar-les veu, entendre-les i reparar en coherència amb el missatge rebut.

Sovint la ferida de la cesària va unida a dolor emocional. En la meva experiència de treball amb aquesta marca del part, el diàleg amb ella va unit a missatges carregats de frustració, de por i esglai, en els quals la dona connecta amb imatges d'impotència i neguit. La connexió amb aquest espai corporal i el contacte empàtic amb la ferida, solen implicar l'aparició espontània dels moviments interromputs (que comentaré en l'apartat següent) i de descàrregues emocionals a través del plor i els moviments corporals de recolliment (com la posició fetal, pròpia d'estats més regressius i relacionats amb la protecció de la primera matriu).

L'objectiu d'aquest segon moviment és ressentir, desenquistar les emocions que van quedar atrapades en les ferides del part (unes físiques, d'altres simbòliques).

Així com el treball del diàleg amb els diferents òrgans, o espais corporals relacionats amb la ferida del part per cesària, és aconsellable fer-los en la intimitat de l'espai individual de la sessió de teràpia. Hi ha altres propostes psicoterapèutiques, per a aquest moviment, que s'enriqueixen molt amb les aportacions grupals. Per exemple la generació d'un úter tribal.

L'úter tribal és una imatge corporificada d'aquest òrgan, que consisteix en la disposició circular d'un grup de dones que col·loquen als seus nadons en el centre d'aquest.

Quan aquesta dinàmica es fa amb nens que ja gategen, passa que per inèrcia, solen buscar una manera de sortir del cercle. Generalment ho fan des d'un dels costats de la seva mare i aquesta ajuda a tal finalitat. Aquí es juga amb el dinàmic i l'espontani, el no previsible i amb el sosteniment del grup i la interacció, el suport. Els moviments dins-fora solen ser divertits, omplen de riallades la sala i dilueixen la tensió. Les mares respiren i prenen consciència que els seus nadons tenen la força necessària per sortir, per quedar-se dins, per acudir al pit, per explorar amb uns altres, per sentir-se segurs en el vincle amb la mare i per donar-li forma a noves maneres d'estar en un úter col·lectiu.

Quan els nadons encara no gategen, els moviments els guia la mare que pot observar a la seva filla dintre de l'úter, arrossegant-la amb suavitat cap a ella i/o cap a fora de l'úter (a tal finalitat es col·loca una manteta sota el nadó). S'anima a l'exploració d'aquests moviments i a compartir l'experiència amb el grup posteriorment. Al llarg d'aquest exercici vivencial, cal comptar amb la descàrrega emocional que suscita l'experiència, tant en el nadó, com en la mare, que si treballa amb la consciència del procés de part, va reproduint un nou procés de donar a llum.

En els moments inicials d'aquest treball, mentre el nadó està dins de l'úter tribal, s'anima a la mare a acariciar a la seva filla amb moviments suaus i d'arrossegada que emboliquin tot el seu cos, que li donin contorn i arrels, tal qual ho hagués fet el seu canal de part, però ara amb major suavitat i consciència. Alhora s'anima a la mare al fet que imagini que el seu nadó està passant novament pel canal de part podent, si així ho desitja, expressar-li algun missatge que en aquest moment senti, verbal o no verbalment.

Un altre treball relacionat amb l'anterior, que moltes vegades es fa prèviament, consisteix en la reproducció d'una dinàmica de bressolament amb desplaçament. Es tracta de buscar, en el vaivé dels braços, un bressol que bressola i sosté, tal qual ho va ser en el seu moment l'úter. És important que la mare utilitzi el seu cos a tal fi i que imagini la vida que van compartir en el ventre. Aquesta intervenció ajuda a connectar amb la primera matriu, tal és així que, en nombroses ocasions, el petit es queda dormit i d'aquí es pot passar a l'úter tribal d'una manera harmoniosa i delicada, amorosament i amb cura.

Tercer moviment de reparació. Restablir el moviment interromput.

En aquest apartat, es treballen aspectes que es relacionen amb l'expressió corporal del desig frustrat de moviment en el procés de donar a llum.

Quan l'energia expansiva i expressiva del cos queda interrompuda en diferents moments del desenvolupament del part, es generen tensió i contenció que premen per ser alliberades.

Quan un moviment s'interromp, l'energia que l'acompanya (entesa com a força per a l'acció), es reté en el nostre interior i intenta buscar altres sortides. Imaginem per exemple, que un nen està molt excitat i actiu perquè acaba de sortir al pati després d'algunes hores d'estar assegut i atenent una classe. Moments després, just quan inicia un joc dinàmic amb els seus companys, una professora li anuncia que s'ha d'asseure en un racó perquè avui està castigat. A continuació, el nen comença a moure les cames nerviosament, la professora li diu que s'estigui quiet i al moment està donant cops amb un pal. Al cap de poca estona la professora reprimeix també aquesta conducta, amb el que el nen comença a mossegar-se les ungles en un acte retroflexiu (dirigeix cap a ell una energia que voldria dirigir cap a fora).

Aquest aspecte, que estic traslladant a l'experiència concreta de parir, pot extrapolar-se a l'expressió del nostre cos, les nostres necessitats i nostres emocions en general, i de fet és una de les bases de la somatització. Es diu que "allò que no s'esprem s'imprimeix", allò que no va poder expressar-se va dibuixant i donant forma al nostre cos, convertint-se en tensió i rigidesa i coartant la flexibilitat i la llibertat expressiva. "El cos és el traductor de l'ànima" i el dolor de l'ànima és complex i sofisticat, però troba els seus camins i els seus recursos de sanació si se li dóna espai.

L'abordament psicoterapéutic amb el moviment inter romput implica reviure, respirar i sentir de nou en el cos l'experiència del part, per donar novament espai i temps a l'expressió del moviment, que no va poder tenir la seva expressió natural. Aquest moviment no sempre és el mateix que hagués estat en els seus inicis, a vegades es converteix en un ball, en un vaivé, en un balanceig, en un gest, en una sacsejada de descàrrega. Cada persona té el seu i quan s'aborda a aquests nivells, troba una sortida creativa, divertida, curiosa, connectada i guaridora.

Exercici de reparació del moviment interromput

Pensa en alguna cosa de la teva vida que no va poder ser. Pot ser un projecte, o un aspecte concret de tu mateixa.

Ara centra't només en el teu cos, no tant en el focus del que no va ser, sinó en la sensació que va quedar en el teu cos. I deixa que ressonin en tu les següents qüestions:

- Si aquesta sensació d'alguna cosa que va quedar interrompuda fos un moviment, quin moviment seria? Com seria donar llum a aquest moviment?, Com seria donar-li permís per ser en el teu cos, donar-li espai, donar-li temps, ritme, gest, ball, expressió...?

- Deixa't ara sentir, en relació al projecte amb el qual estàs treballant, allò que sí que va poder ser, allò que no va ser interromput, que sí que va tenir cabuda. Permet que això tingui un espai. Com vas cuidar i cuides del que sí que va poder ser? Quina imatge et ve, quina sensació? Deixa't respirar-ho i incloure-ho com un tresor.

Quart moviment de reparació. Vincle i aferrament segur

Una vegada s'inicia la criança, el vincle i l'aferrament seran un instrument poderós de seguretat i desenvolupament per al nadó. Allò que fins al moment havia estat una simbiosi perfecta de dos cossos en un, passarà a ser un embaràs extrauterí durant el primer any de vida. De tal forma, que allò que físicament transcorria dins de l'úter es traslladarà a un ambient extern en el qual la nena tindrà una aportació d'estímuls molt més gran per afavorir el seu desenvolupament neuronal i aprenentatge.

Montagu, en aquesta línia afirma que *"la relació simbiòtica entre la mare i el nadó està naturalment dissenyada per ser encara més intensa i interoperativa després del naixement"* (Montagu 1988).

Hi ha molts autors que s'han referit a la importància de l'aferrament i la disponibilitat de la mare en aquests moments primerencs del desenvolupament. En aquest sentit Erikson(1982-85) postulava que durant el primer any de vida la nena adquireix la confiança bàsica en ella mateixa i en els altres. I curiosament, aquest és un aspecte que suposem entre les característiques d'una persona saludable. Per la seva part Bowlby, J. (1990, *El vínculo afectivo*) va fer especial esment a la importància de la mirada.

I em detinc aquí, en aquest aspecte de la mirada, perquè em sembla rellevant assenyalar la importància de el sosteniment i l'amor que el nen rep a través del contacte ocular que li brinda la mare. Una mirada atenta, enamorada i present, que li retorna incondicionalidad i disposició, és un lloc de descans i d'arrels, un estímul de resiliència i salut. La mirada proporciona "existència", perquè és en ella que el nadó es defineix. Dóna presència i forma, perquè embolica el cos del nadó d'amor. Forma part de l'afecte necessari que el cos rep a través dels sentits i, al costat de la carícia i el contacte de la pell de la mare, la mirada és un pilar per a la salut afectiva i el bon vincle.

L'exterogestació (gestació fora de l'úter, que es dóna durant el primer any de vida) i l'assentament del vincle fora del ventre matern, impliquen dedicació i consciència. El nadó necessitarà ser bressolat i carregat, igual que en l'úter. Alletat a demanda, tal com feia, de manera contínua, a través del cordó umbilical i des d'aquí trobar en la seva nova realitat, un espai de seguretat i sosteniment des del qual expandir el seu desenvolupament.

D'aquesta manera, el vincle es converteix també en un recurs poderós per reparar les empremtes primerenques d'una arribada al món complicada. I s'utilitza, al costat de la respiració, el ressentir de l'úter, la consciència de les matrius perinatals i la seva ressonància corporal i el massatge, per reparar, respectuosament, el moviment interromput. Així s'obre la possibilitat d'acompanyar un embaràs extrauterí que pugui integrar les ferides i "donar llum", a un nou naixement.

EPÍLEG

Si maternem maternant-nos, no importa com de complex sigui un trànsit, no importen les seves peculiaritats, no importa el dolor, no importa tot el que el pugui envoltar, si al final podem estar presents, acompanyar a la nostra filla incondicionalment i donar-li llum, acceptant que ella tria bona part de la manera i el ritme.

Maternar implica acceptació, implica risc, implica rendició. És una melodia que ressona en el nostre cor i que inunda les nostres cèl·lules amb un gran "t'estimo" que va més enllà del verbal, que es diu amb el cos i amb l'ànima i que serà el preludi de la nostra resiliència com a éssers humans.

Maternar-nos és unir forces, incloure la nostra història, créixer, plorar i empoderar-nos per poder abraçar, mentre ens abracem. És brindar amor per mimetisme i ser models de dolçor i comprensió en un llegat energètic de presència.

No puc deixar de citar a Antoine de Saint-Exupéry quan en el seu llibre *"El petit príncep"*, deia: *"només amb el cor es pot veure bé; l'essencial és invisible per als ulls"*.

El maternatge no es veu, se sent, es porta, es corporifica, se somia, es brinda generosament honrant l'essència del que som, l'amor que ens sustenta i ens connecta a la vida.

Maternar és ensenyar a viure des del lliurament a allò més gran, sentint la calor de la vida que pulsa en nosaltres i construeix un pont segur i ferm, pel qual transitar lliurement pel viatge de l'existència.

Hi ha dolor, hi ha vida, hi ha trànsit, hi ha llum més enllà de la foscor, hi ha contracció que impulsa a un nou cicle, hi ha acompanyament...

Quan parim tenim una gran oportunitat de dir-li a la nostra filla que estarem aquí sempre, transitant amb ella en els moments més foscos de la seva vida (sense anestèsia), quan tot sembli que no té sentit ni sortida (i puguem ensenyar-li a buscar-la, amb l'ajuda dels seus recursos), aquells en els quals senti que el terror l'envaeix i també en els més lluminosos, quan la plenitud conquereixi cada racó del seu cos i el seu cor bategui amb força recordant-li que un dia, en el ventre matern, va començar a bategar i va decidir viure.

TESTIMONIS

He viscut l'embaràs sent plenament conscient, gaudint-lo i agafant una força i seguretat que no havia experimentat mai abans. Gràcies a això vaig aprendre que el part no era un acte meu, sinó una cosa física i espiritual dels dos, mare i fill, una dansa, que malgrat els ensopecs, va ser la més bonica que he ballat mai.

Ruth Mavoungo

L'acompanyament amb Maria va ser un regal per a tota la vida que ens vam portar jo i el meu fill. Aquest camí que vam recórrer juntes em va servir per ser conscient dels canvis pels quals estava passant, aprenent a valorar realment el que necessitava; saber trobar el moment i la manera de connectar amb la nena que jo havia estat i amb el meu futur fill, establint un importantíssim vincle ja abans de néixer; i, sobretot, em va permetre poder mirar a les meves pors d'embaràs, part i maternitat als ulls, sentint-me molt més empoderada per afrontar-los.

Ari Vigueras

Pablo va decidir venir al món i amb ell tot un aprenentatge sobre un embaràs conscient i un part respectat. Vam incorporar la pilota, els moviments de bressol, la música... I això es va convertir en el meu ritual diari de gestació amb el qual em vas ajudar a drenar tota aquesta part d'emocions reprimides del meu passat, que tant dolor em causaven i que m'havien bloquejat durant anys. Em vas donar la gran oportunitat de connectar amb el més profund de les meves entranyes. Recordo que pensar en el part respectat em produïa cert misteri i, alhora, un punt de temor i sempre et feia la mateixa broma: *"Maria, i si em fa tant de mal que em moro?"* Al que tu sempre em responies: *"Potser et vius"*. I així va ser... Va néixer Pablo i amb ell una part de mi va tornar a néixer...

J.A.

"El treball realitzat amb Maria ens ha ajudat a establir un vincle meravellós amb el nostre fill, acceptant un part traumàtic del qual a ell no li ha quedat cap empremta. També ens està ajudant a criar-lo amb respecte i amor, mantenint el vincle, però sense oblidar-nos de nosaltres. Maria és una guia excepcional, una llum en el camí, i és una sort disposar d'aquest llibre, perquè la seva saviesa arribi a més persones."

Padma Solanes

Per tots aquests nens que van ser rescatats gràcies a l'amor, per totes aquestes mares que nodreixen, per tots aquells que estimen la vida i porten la seva essència a l'existència.

BIBLIOGRAFIA

BERTALANFFY, L.Von (1968). *General System Theory. Fundations, Development, Applications.* New York: George Braziller (Traducción castellana *Teoría general de los sistemas*. México: Fondo de Cultura Económica, 1976).

BOADELLA, D. (1985). Estilos de respiración. *Revista de Psiquiatría y Psicología Humanista 11,38-43.*

BOADELLA, D. (1993). *Corrientes de vida.* Paidós: Buenos Aires (Traducción del original en inglés *Lifestreams. An introduction to Biosynthesis.* New York: Routlkedge & Kegan Paul, 1987).

BOWLBY, J. (1990). *El vínculo afectivo.* Argentina. Ed. Paidós.

FEIXAS, G. y BOTELLA, L. (2004). *Integración en psicoterapia; reflexiones y contribuciones desde la epistemología constructivista.* En H. Fernández-Álvarez y R. Opazo (Comps.), *La integración en psicoterapia. Manual práctico* (págs. 33-68). Barcelona: Paidós Ibérica.

FOURCADE, J.M y LENHARDT, V. (1981). *Analyse Transactionnelle et Bio-énergie.* París Thérapies jean-pierre delarge.

GIMENO-BAYÓN, A. (2012). b) *Comprendiendo la Psicoterapia de la Gestalt.* Lleida. Milenio.

GIMENO-BAYÓN, A. y ROSAL, R. (2001). *Psicoterapia Integradora Humanista. Volumen I. Manual para el tratamiento de 33 problemas psicosensoriales, cognitivos y emocionales.* Bilbao: DDB.

GIMENO-BAYÓN, A. Y ROSAL, R. (2003). *Psicoterapia Integradora Humanista. Volumen II. Manual para el tratamiento de 69 problemas que aparecen en distintos trastornos de personalidad.* Barcelona: Instituto Erich Fromm. ISBN 94-933389-0-2.

GIMENO-BAYÓN, A. (2003). *Un modelo de integración de la dimensión corporal en psicoterapia.* Barcelona: Instituto Erich Fromm. ISBN 94-933389-0-2.

GÓMEZ, M. (2018). Del silencio a la luz. Un camino de crecimiento sin atajos. Barcelona. Ed. Hakabooks. ISBN 978-84-948646-1-2-

GONDRA, J.M. (2002). *Apuntes de la psicoterapia de G. Egan: un modelo postrogeriano.* Barcelona: Instituto Erich Fromm. ISBN 94-933389-0-2.

GOULDING, M. (1980). Dictators, Emperors, and People: A Definition of Cure. *Transactional Analysis Journal,* 10, 2, 133-134).

GUTIÉRREZ, J.J.A.(2009). *Ternura y agresividad. Carácter: Gestalt, Bioenergética y Eneagrama.* Madrid. Mandala ediciones.

GUTMAN, L.(2013). *La familia nace con el primer hijo.* B.A, Argentina. Ed. Del nuevo extremo.

GUTMAN, L.(2013). *La maternidad y el encuentro con la propia sombra.* B.A, Argentina. Ed. Del nuevo extremo.

GROF, S. (2015). *Psicología transpersonal. Nacimiento, muerte y trascendencia en psicoterapia.* Barcelona. Ed Kairós.

KAMINOFF, L y MATTHEWS, A.(2013). *Anatomía del yoga.* Madrid. Ediciones Tutor.

KELEMAN, S. (1997) *La experiencia somática. Formación de un yo personal.* Bilbao. DDB.

KELEMAN, S. (2003) *Anatomía emocional. La estructura de la experiencia somática (4ª edición).* Bilbao. DDB.

LIPTON, B. (2005) *La biología de la creencia. La liberación del poder de la conciencia, la materia y los milagros.* La espera de los libros.

LOWEN, A. (1985) *El lenguaje del cuerpo. Dinámica física de la estructura del carácter.(5ª edición).*Barcelona. Herder.

LOWEN, A. (1995). *La traición al cuerpo. Análisis bioenergético.* Buenos Aires. Ed.Era naciente.

MARTI, A y SALA, J.(2011). *Despertar la consciencia a través del cuerpo.* Lérida. Milenio.

MILLON,T. (2004). *Trastornos de la personalidad. Más allá del DSM-IV.* Barcelona. Ed. Masson.

NORTHRUP, C. (2006). *Cuerpo de mujer, sabiduría de mujer. Una guía para la salud física y emocional.* Barcelona. Urano.

ODENT, M.(2010). *La vida fetal, el Nacimiento y el futuro de la humanidad.* Tenerife. Ed. OB Stare.

PORGES, S. (2016). *La teoría polivagal.* Ed. Pléyades.

REICH, W. (1997). *Análisis del carácter.* Buenos Aires. Ed. Paidós Studio.

RANK, OTTO (1929) *The trauma of birth.* Ed. Routledge.

REDDINGTON, M. (1982). *Parentamiento positivo y parentamiento psicopatológico.* Curso dictado en Barcelona durante el mes de Junio.

RAMÍREZ, J.A. (1995). *Psique y Soma: Terapia bio-energética.* México. DDB

REICHERT, E. (2015). *Infancia, la edad sagrada.* Barcelona. Ed. La llave.

ROSAL, R y GIMENO-BAYÓN (2001). *Cuestiones de psicología y psicoterapias humanistas.* Barcelona: Instituto Erich Fromm. ISBN 94-933389-0-2.

ROSAL, R. (1986). Las actitudes del terapeuta. *Revista de Psiquiatría y Psicología Humanista, 14-15*, 64-75.

ROSAL, R. (2003). *¿Qué nos humaniza? ¿Qué nos deshumaniza? Ensayo de una Ética desde la Psicología.* Bilbao: DDB.

ROSAL, R. (2002). *El poder psicoterapéutico de la*

actividad imaginaria y su fundamentación científica. Barcelona: Instituto Erich Fromm. ISBN 94-933389-0-2.

RUIZ, C. (2016). *Parir sin miedo.* Tenerife. Ed. OB Stare.

SCHNAKE, A. (2008). *La voz del síntoma.* Santiago de Chile. Ed. Cuatro vientos.

TREVATHAN, W (1987). *Human birth. An evolutionari perspective.*

WINNICOTT, D. (1998). *Los bebés y sus madres.* Ed. Paidós.

ZINK, LIANE (2016). *Estructuras de carácter y campos de vida.* Curso dictado en Barcelona durante 2016.

DONAR LLUM

A tu dona...
Que respons amb devoció a la lluna i et rendeixes al trànsit del cicle donant llum.

A tu guerrera...
Que dónes a llum amb la força de l'instint animal i el sosteniment de nostres ancestres.

A tu mare...
Que bressoles amb paciència el moment de l'arribada, que abraces amb el teu cos la màgia de la vida, el batec de l'univers, l'amor silenciós d'allò més gran...
Que acompanyes el pols del moment sagrat entre dos cossos que són un.
Que vius amb profund respecte el ritme de l'arribada...

Desitjo que facis del teu procés un bell regal per al ressentir del teu fill i que puguis acompanyar-lo igual en el camí de la seva vida.

Maria Beltrán 2016

ANNEX

PROBLEMES ESPECÍFICS DEL CICLE DE L'EXPERIÈNCIA EN PIH

Resum inspirat en les aportacions
de Gimeno-Bayón, A i Rosal, R (2001)

Es descriuen a continuació els problemes del cicle de l'experiència que han estat esmentats al llarg del llibre. Els que no apareixen poden ser consultats a:

GIMENO-BAYÓN, A. i ROSAL, R. (2001). *Psicoterapia Integradora Humanista. Volumen I. Manual para el tratamiento de 33 problemas psicosensoriales, cognitivos y emocionales. Bilbao: DDB.*

GIMENO-BAYÓN, A. I ROSAL, R. (2003). *Psicoterapia Integradora Humanista. Volumen II. Manual para el tratamiento de 69 problemas que aparecen en diferentes trastornos de personalidad.* Barcelona: Institut Erich Fromm. ISBN 94-933389-0-2.

FASE I: RECEPTIVITAT SENSORAL (SENSACIONS)

Recepció d'estímuls o sensacions, externes o internes, dessassosec físic o inquietut energética, vibració. Acollida de conjunts de sensacions enteses com a informació propioceptiva, introceptiva o exteroceptiva, a partir dels diferents sentits.

BLOQUEIG ENERGÈTIC

Bloqueig intern: falta de contacte generalitzat amb el món sensorial

La persona viu en desconnexió de les seves sensacions; probablement hi ha un descompte de les mateixes. Acostuma a anar lligat a una sobrevaloració de la part intel·lectual. És molt freqüent, que aquest problema sigui un element present en situacions d'estrés i en alguns casos de somatització (principalment per manca de contacte amb les sensacions corporals)

Bloqueig intern corporal funcional

La persona ha bloquejat tot un grup de músculs per evitar la consciència de determinades emocions o moviments. La zona corporal afectada té l'energia bloquejada i és incapaç de registrar correctament les sensacions que l'afecten.

DISPERSIÓ ENERGÈTICA

Dispersió interna: labilitat corporal

Dispersió corporal excessivament mancada de límits o estructura, la qual cosa impedeix el fet de poder retenir l'energia molt de temps en un mateix punt, amb la conseqüent incapacitació per a tasques que requereixin molta concentració. "Cuirassa tova". Les expressions emocionals solen ser exagerades.

DISTORSIÓ ENERGÈTICA

Distorsió per aglutinació anormal o per al·lucinació

Pretendre que una suposada informació únicament subjectiva, i que no es correspon a una realitat existent en l'àmbit exterior, constitueixi una realitat objectiva. Es dóna una confusió dins-fora.

FASE 2: FILTRACIÓ DE LES SENSACIONS

Procés normal de seleccionar una part de les sensacions a través de l'atenció, sigui aquesta localitzada o relaxada.

a- BLOQUEIG ENERGÈTIC

Manca d'atenció a elements que aporten informació rellevant

Constitueix el problema de l'individu que ha bloquejat l'accés a un determinat tipus de sensacions potencials que s'estan negant. Es tracta d'un "punt cec" que no li permet obtenir un significat congruent o una ubicació correcta per falta de visió panoràmica. Hi ha una percepció esbiaixada de la realitat.

b- DISPERSIÓ ENERGÈTICA

Atenció dispersa

Quan la persona és incapaç de centrar l'atenció en un tema, fet, objecte o subjecte i enfoca desestructuradament la seva relació amb l'ambient. És conseqüència d'un filtre perceptiu poc funcional, que permet la presència simultània de diversos estímuls alternatius i sense una clara jerarquització.

Malestar difús

La persona expressa una sensació generalitzada de malestar i no aconsegueix identificar a què correspon. Sovint va acompanyada de sensació de buit o confusió. No es pot realitzar correctament la tasca de selecció d'estímuls i es queda bloquejada en l'ambigüitat. Es dóna en persones que tenen algun tipus de problema com: excés de sensacions doloroses, dificultats en l'estructuració del temps, concepció masoquista de la vida, sensació per aclarir procedent del passat, problema existencial de falta de sentit vital, o quan hi ha una metapatología.

c- DISTORSIÓ ENERGÈTICA

Filtració al servei de la confirmació del marc de referència

El subjecte veu i sent "de més" o "de menys", de forma que el missatge existeix, però és diferent al que perceben els altres. Aquesta distorsió no és conscient.

FASE 3 o 4: IDENTIFICACIÓ COGNITIVA

Interpretació, idea, exploració cognitiva de sensacions i afectes, atribució de significat, pensament, "Gestalt" cognitiva. Es produeix un descobriment del significat del conjunt sensorial, primer amb el pensament intuïtiu i després amb el pensament raonador.

a- BLOQUEIG ENERGÈTIC

Bloqueig de pensament

En aquesta situació la persona és incapaç d'utilitzar el subsistema cognitiu. "Quedar-se en blanc".

Dubte

Apareixen diferents opcions interpretatives i la persona no aconsegueix resoldre la seva opció per una d'elles i el procés queda embarrancat en l'encreuament de camins de les diferents alternatives. Acostuma a haver una forta dependència amb una figura que consideren el "mestre".

b- DISPERSIÓ ENERGÈTICA

Caos, confusió

La persona no aconsegueix obtenir una visió estructurada i significativa de la realitat, la qual se li apareix com feta trossos sense articulació entre si i sense sentit de conjunt, de manera que es perd la capacitat d'orientar el propi procés. Acostuma a donar-se quan accedeix a la consciència un excés d'informació, o en moments urgents d'estrès.

El típic de la confusió és que la persona perd la capacitat d'orientar i canalitzar el seu propi procés de manera que aquest queda a la mercè dels esdeveniments que aleatòriament puguin tenir lloc, o bé, de la programació aliena.

c- DISTORSIÓ ENERGÈTICA

Confusió dins-fora

Ha quedat esborrat de la consciència de la persona el límit de contacte jo-no jo. Hi ha algun lloc a la frontera entre els continguts propis i aliens que està enfonsat o sense construir.

Confusió entre pensaments i sentiments

Existeix discrepància entre els sistemes cognitiu i afectiu, no capta aquesta discrepància i resol el conflicte en base exclusivament a les dades que li aporta un d'ells, continuant el procés amb una energia retinguda que no pot ser aportada a aquest mateix.

Falsa identificació

Errors en la interpretació cognitiva que porten a la distorsió del procés, i tenen el seu origen en el maneig mateix del procés d'identificació, en general.

Introjecció-prejudici

Pot tractar-se d'una introjecció concreta que afecta a una àrea i distorsiona els processos als quals afecta el prejudici, o bé tractar-se d'un estil introjector que afecta al funcionament habitual de la persona.

Projecció d'una situació del passat

Quan la persona, arran d'alguna similitud existent, extrapola elements del passat per identificar una situació actual, generalitzant les conclusions de l'ahir i atorgant un caràcter interpretatiu a l'experiència, que no es correspon amb la realitat d'avui.

Projecció de desitjos o temors

Intervenció d'una imaginació carregada de forta dosi afectiva, bé de tipus positiu (desitjos), bé de tipus negatiu (temors). Manca de correspondència entre la situació i la interpretació que el subjecte li atribueix.

FASE 4 o 3: IDENTIFICACIÓ AFECTIVA (EMOCIÓ)

Moviment psicofisiològic, afecte, "Gestalt" afectiva. La informació suscita una reacció afectiva.

a- BLOQUEIG ENERGÈTIC

Emocions prohibides

El procés es buida de bona part de la seva energia i dificulta especialment les experiències relacionals del procés, adquirint un to mecànic, quan el problema abasta un ventall ampli de prohibicions. En els casos més extrems hi ha un missatge de "no sentis", en alguns casos la persona té reprimida una/es emocions, o bé, té prohibida la seva expressió. Es poden donar somatizacions o activisme pràxic o mental, encara que sovint es "disfressa" amb emocions "bones" (racket o emoció paràsita).

b- DISPERSIÓ ENERGÈTICA

Conflicte entre diferents emocions

Generen diverses direccions motivacionals en el procés, que s'interfereixen mútuament i no s'aconsegueix la unificació de les mateixes per reunir l'energia suficient cap a un objectiu únic. La persona es queda paralitzada per la ambigüitat, dividida interiorment. El problema acostuma a experimentar-se com a lluita interna.

c- DISTORSIÓ ENERGÈTICA

Falsa identificació per projecció en el present d'una situació del passat

Fa referència al transvasament intermitent i inconscient d'elements afectius del passat, no totalment resolts, a situacions del present i que poden afectar un determinat tipus de relació o situació. Sorgeix com a necessitat de completar la "Gestalt".

Descontrol emocional

La seva emocionalitat el desborda i invalida els seus subsistemes cognitius i volitius, entre d'altres. La resposta davant un determinat estímul és exageradament desproporcionada i invalidant.

Aprenentatge distorsionat de la vivència emocional

Manca d'un aprenentatge sa i socialitzat, que porta a la persona a limitar l'àmbit de la seva resposta emocional, bé per limitar-lo a una gamma restringida d'emocions, o per inhibir o reprimir el moviment típic de l'emoció que li està afectant.

Desplaçament de l'afectivitat cap a altres nivells de la personalitat

Desviament cap a àrees tan diferents com el nivell somàtic, bé mitjançant l'agitació, bé mitjançant la somatització, bé mitjançant processos mentals de tipus racionalitzador o pensament obsessiu.

FASE 5: VALORACIÓ

Jerarquització de motivacions, elecció de metes, judici d'adequació o no adequació al "self". Procés de pensament racional, o per mitjà de la seva intuïció valorativa de forma que aconsegueixi descobrir quin s'adapta com a prioritari.

a- BLOQUEIG ENERGÈTIC

Frigidesa valorativa

Incapacitat o dificultat per a l'experiència afectiva dels valors, per a un mateix, els altres o per a grups o situacions. Dificultat per a: tolerar l'ansietat, controlar els impulsos, la capacitat per a sublimar. La persona pot aparèixer excessivament pragmàtica. Aspiracions materials. No vibra amb els valors. "A mi m'és igual que el món es mori de fam, mentre el dissabte pugui anar-me al meu xalet".

Autoprohibició del sentiment de culpa sana (responsabilitat personal)

Pot originar-se per rebel·lió contra anteriors situacions de culpa neuròtica o per missatges parentals o culturals excessivament complaents o angoixats, que es responsabilitzen dels seus sentiments. No posen límits al comportament destructiu o autodestructiu. Pot ser que ho expressi directament, pot ser que una persona desplaci la seva culpa sana cap a culpa neuròtica, o no senti cap mena de culpa per les seves conductes destructives.

Heteronòmi

La persona entén el món dels valors com una cosa predeterminada exclusivament per decisions externes, que no relaciona amb la seva capacitat de jutjar èticament, és a dir, de distingir el que és constructiu i realitzador, o destructiu i limitador per a si mateix, els altres i l'entorn. La persona viu com si algú extern fos l'encarregat de definir els valors, la seva tasca es limita a saber quins són i acceptar-los passivament, introjectant-los sense reflexió. No és capaç de relacionar el món dels valors amb el seu món subjectiu i les seves aspiracions genuïnes. Hi ha submssió cognitiva (no afectiva) i por a equivocar-se. Es dóna en persones amb dificultats per pensar per si mateixes. Es viu des d'una posició infantil de dependència. És l'altre l'encarregat de dir-me el que està bé i malament; m'estalvio pensar. Em converteixo en un ètic-depenent. Puc tenir introjeccions i decidir des d'elles o buscar a algú que em resolgui el conflicte valoratiu.

b- DISPERSIÓ ENERGÈTICA

Dificultat en la jerarquització de valors

Consisteix a no saber establir prioritats entre diferents valors: a) segons la urgència, i b) segons la importància d'un valor. Sobredetalla a l'hora de valorar. Vacil·lacions, anar endavant i enrere; falta de compromís; planteja dubtes. Acostuma a haver-hi dues jerarquitzacions diferents.

Fragmentació valorativa

La persona té dos o més tipus de criteris valoratius que fa servir alternativament i aquesta fragmentació interna a l'hora de valorar, fa que aquesta fase pugui tenyir-se d'incongruència. S'empren criteris diferents segons els destinataris i les circumstàncies. Acostuma a procedir de missatges parentals incongruents o de pares que també tenien el problema. Hi ha una doble moral.

Inestabilitat valorativa

La persona no és capaç de mantenir la seva pròpia valoració durant el temps necessari perquè sigui eficaç. La seva valoració depèn en excés d'estats d'ànim canviants. La valoració es fa excessivament dependent de l'emoció dominant en el moment en què té lloc. És una valoració gairebé exclusivament afectiva. Els altres solen confondre's.

c- DISTORSIÓ ENERGÈTICA

Consciència immadura

Estancament en l'edat adulta de fases evolutives de la consciència més pròpia de l'adolescència o de la infància.

Consciència distorsionada

Podem distingir bàsicament dos estils generals de valoració que afecten a tot el conjunt del procés:
    a) *a) Estil en excés fluix.*
    b) *b) Estil excessivament rígid.*

Valoració per confluència o rebel·lió afectiva

Aquí la persona procedeix per inclinació o rebuig a determinades persones o grups. *"Ho ha dit una persona del partit x"*. Acostuma a haver una idealització de la figura o grup respecte al qual s'està en confluència i respecte al qual no s'accepta cap comentari negatiu. *"Ja sabia que anaves a dir X, falta que jo digui alguna cosa perquè tu diguis el contrari"*.

Sentiment paràsit de culpa

La persona necessita sentir-se culpable constantment. En general, procedeix d'un parentament culpabilitzador, però també pot procedir de la repressió del sentiment sa de culpa, que es manifesta llavors fora del context. La culpa no és real ni adequada al moment, ni al context, ni està al servei de canvi d'actitud.

FASE 6: DECISIÓ IMPLICADORA (O MOTIVACIÓ PER A LA IMPLICACIÓ)

Compromís en el procés, voluntat involucrada. "Què fer?"

a- BLOQUEIG ENERGÈTIC

Passivitat

La persona s'aliena de la conducta destinada a la solució dels seus problemes, es queda passiva (esperant que alguna cosa o que algú ho solucioni). Equival al primer grau de comportaments improductius i acostuma a donar-se en persones que funcionen ocupant un lloc infantil en la simbiosi, també en persones sobreprotegides que juguen des del rol de *Víctima*.

Autolimitació

La persona es nega drets amb vista a la cerca de consecució dels seus desitjos o de satisfacció de les seves necessitats, o li resta importància. S'elimina del camp decisòri. "*el meu no importa*".

Indecisió

La persona, malgrat tenir tots els elements per decidir a la seva mà, es nega a prendre una decisió (en realitat, decideix no decidir), normalment per evitar responsabilitats o riscos, o també, per modelatge amb figures parentals indecises o per dificultats a renunciar a possibles opcions.

b- DISPERSIÓ ENERGÈTICA

Manca de limitació de necessitats o desitjos

Acostuma a donar-se en una persona amb poc control intern, capritxosa i amb poca capacitat per a la frustració. Pot estar vivint sota un mandat de "no pateixis", o per reacció rebel enfront de l'obligació de sofrir. També persones que han detingut el seu desenvolupament moral a la fase hedonista infantil, o que cedeixen a les pressions culturals poc realistes o manipulacions publicitàries. Connecta amb els seus desitjos i necessitats però pretén satisfer-los tots en el moment. "Creences addictives".

c- DISTORSIÓ COGNITIVA

Distorsió per pressió externa

La persona ve amb una decisió que prenen els altres per ell, de manera que hi ha manca de llibertat i s'exposa a acceptar-la mentre prepara un sabotatge conscient o inconscient.

Distorsió per pressió interna

La persona obeeix bàsicament a introjeccions no integrades, o bé sota el xantatge de la culpa si pren la decisió seva (xantatge emocional), o bé ja té exclosa per endavant alguna de les opcions sobre la base d'aquestes introjeccions. Empra massa l'expressió "he de...".

Distorsió per oblit d'algun nivell

Es tracta de l'omissió de l'atenció a algun dels nivells o dimensions de la personalitat o de la realitat en la decisió.

Contaminació per temor

La persona tria una opció sobre la base de fòbies o fantasies catastròfiques, o sobre la base de presagis màgics. Pot existir una fòbia a la responsabilitat del procés. Altres vegades es magnifiquen les conseqüències negatives. Pren decisions inadequades, però amb poc risc; es retira; evita injustificadament la consideració d'alguna de les opcions més riques; s'espanta del fet mateix de decidir, dubtant de l'èxit de totes i cadascuna d'elles. A vegades justifica el rebuig al·legant a situacions passades, que tenien alguna semblança, les quals van sortir malament.

Falta de realisme per menysvaloració de capacitats

Correspon a un encongiment intern de la persona. Moltes vegades ha tingut unes figures parentals molt exigents que demanaven les coses perfectes o que no donaven carícies pels assoliments. Pot incloure Depressió. Esborra part de les opcions o les rebaixa sobre la base d'una concepció devaluada de si mateix.

Falta de realisme per menysvaloració de dificultats

La persona s'enganya a si mateixa sobrevalorant les seves qualitats, o descomptant dificultats sense preveure com afrontar-les o protegir-se d'elles. Es pot obcecar per demostrar "que voler és poder". Afirmacions de prepotència, posició maníaca. Falta de planificació respecte a les dificultats. Negació a reconèixer el fracàs.

FASE 7: MOBILITZACIÓ DE RECURSOS

Excitació energètica, escalfament, energetització, expansió, aunament i concentració de la força motivacional. Utilització de les diverses facetes de l'energia de què disposa, al servei d'una cerca de com conduir cap endavant el procés.

a- BLOQUEIG ENERGÈTIC.

Missatges interns desenergetitzadors

Frena la seva energia interior (boicoteja la seva consecució) a través del recurs de missatges interns en contra de la seva decisió o de les seves capacitats, o bé escenifica corporalment el fre mitjançant un cansament que li impedeix dur a terme l'acció. En realitat és fruit de la lluita interna: la que vol aconseguir la meta i la que vol boicotejar-la. Li costa imaginar-se aconseguint coses, no s'implica emocionalment en les fantasies positives. Frases desesperades i estereotipades.

Missatges exteriors desenergetitzadors

La persona és conscient normalment d'aquestes pressions: amenaces, sermons tipus "deuries" o mitjançant la culpa que generen el xantatge.

b- DISPERSIÓ ENERGÈTICA

Mobilització dispersa

La persona fragmenta la seva energia, bé per emprar-la cap a objectius diferents als de la decisió concreta, bé perquè pretén aconseguir diversos alhora, o bé, per falta de capacitat per mantenir l'atenció cap a un objecte. Pot estar relacionat amb dificultats en la jerarquització valorativa o l'atenció dispersa. Estructura corporal excessivament làbil.

c- DISTORSIÓ ENERGÈTICA.

Agitació

La persona practica, generalment sense consciència d'això, un malbaratament d'ús d'energia, o descontrol de la mateixa, que pot manifestar-se prioritàriament en forma motòrica, cognitiva (verborrea o pensament obsessiu) o emocional. Persones actives i impulsives o espantades.

FASE 8: PLANIFICACIÓ

Elecció d'exercicis específics i procediments, programació de fases i subfases d'acció. Identificar les opcions possibles sobre l'estratègia a seguir, els objectius parcials i la seva ordenació i els procediments a emprar, per l'assoliment d'aquells i de la meta final decidida.

a- BLOQUEIG ENERGÈTIC

Impulsivitat

La persona no té permís intern, o no té el model interioritzat, per utilitzar el pensament per planificar l'acció. Espera que tot surti bé "espontàniament" i ignora sovint la complexitat de moltes situacions. Es dóna una actuació precipitada, desconnectada del pensament i desorientada. En alguns casos aquesta persona es burla de les que empren temps a planificar o es vanaglorien de no necessitar fer-ho, perquè tenen molta intuïció. S'elimina o se salta una fase.

FASE 9: EXECUCIÓ DE L'ACCIÓ

Acció pràxica, moviment, intent, exploració d'opcions. Forma adequada per poder solucionar els problemes.

a- BLOQUEIG ENERGÈTIC

Evitació

Pot tractar-se d'una evitació directa, com a les fòbies i atacs de pànic, o també d'una evitació indirecta (retardant l'acció fins que ja no es pot fer). Desconfiança de la persona respecte al seu poder i les seves capacitats, o respecte a les bones intencions dels demés, o visió catastròfica dels resultats.

b- DISPERSIÓ ENERGÈTICA

Compulsivitat

El subjecte es deixa portar per la seva tendència a sobredetallar, planejant múltiples preguntes per tal de dexar-ho tot clar, "lligat". Practica jocs psicològics del tipus Defecte, que porten a paralitzar l'acció, a partir d'una exigència perfeccionista per a si mateix i per als altres. Descompta la seva intuïció, perd la visió de conjunt i l'energia (nines russes). Història amb figures parentals compulsives o amb una educació molt rígida, a la qual tot ha d'estar controlat per tal que no s'esdevingui res que no estigui previst i que tot sigui perfecte; o bé, hi ha molt descontrol i quan la persona és independent ho contraresta amb molt de control.

FASE 10: TROBADA

Interacció, contacte, realització. Constitueix el moment del contacte amb allò que el subjecte necessita per a realitzar el seu objectiu.

BLOQUEG ENERGÈTIC

Deflexió

La persona du a terme el seu contacte amb l'ambient o amb els altres a través d'estereotips, gestos convencionals, frases fetes o rituals buits. No permet el contacte directe entre l'organisme i l'ambient. És una mena de protecció de la trobada, producte de la por al mateix contacte. En les seves relacions interpersonals empra una distància més gran pel que fa a l'espai, el llenguatge impersonal, verborrea que impedeix el silenci comuncatiu, ritme accelerat en la seva expressió verbal, evitació de la mirada i redefinició de temes, quan aquests s'aproximen a continguts de caire més personal.

FASE II: CONSUMACIÓ

Satisfacció, plenitut, assoliment d'objectius, homeostasi. Experiència de desaparició de la necessitat o assoliment ple del desig.

DISTORSIÓ ENERGÈTCA

Concepció masoquista de la vida

Es nega a l'assoliment es transforma en quelcom negatiu. Sembla com si la finalitat última fos el patiment. Probablement problemes importants de la relació simbiòtica resten sense resoldre.

Possiblement en el seu guió de vida existeix la prohibició de rebre, la posició vital depressiva (jo-/tu+) o nihilista (jo-/tu-).

FASE 12: RELAXAMENT

Abandonament, fi del procés, retirada energètica. Donar per acabat el procés d'energetització.

A-BLOQUEIG ENERGÈTIC

Aferrament

Conducta típica de la persona simbiòtica, en confluència fusional, que té por per si mateix en situacions de solitud; o de la persona acumulativa, que s'identifica amb les seves possessions.

Sovint manifesta una actitud d'obstinació derivada de mancances infantils. Quan es produeix la consumació, la persona es nega a deixar anar l'objecte de contacte, intentant negar la transitorietat del mateix. Relacionat amb: la dificultat per a confiar en si mateix, i en el fet que la vida li torni a proporcionar contactes tan enriquidors com els anteriors.

b- DISTORSIÓ ENERGÈTICA

Ignoràcia de símptomes d'acabament

Incapacitat per detectar els missatges no verbals que l'altre o els altres li envien. Des de fora, la conducta es pot confondre amb la d'aferrament. De vegades, aquesta conducta va lligada a la pràctica de sobreadaptació, en la qual se suposa que l'altre no es vol separar. Pot ser un problema d'habilitats o bé, de límits.

FASE 13: RELAXACIÓ

Desestructuració temporal, receptivitat, buit fèrtil. Fase final o intermedi entre dos cicles successius d'energetització.

A-BLOQUEG ENERGÈTIC

Tensió crònica (bloqueig corporal)

La persona ha acumulat dins el seu cos tensions de manera continuada, quan arriba el moment de la relaxació, els seus músculs romanen preparats per a l'acció. La tensió és global, afecta tot el cos. Els músculs tibants no permeten la relaxació ni tampoc el buit receptiu que li permeti recuperar forces i estar obert a l'inici d'un nou procés. La neutralitat del buit es troba condicionada.

Activisme (bloqueig pràxic)

Acostuma a ser conseqüència de la introjecció d'esquemes parentals que menyspreen el descans i valoren només allò que s'aconsegueix amb esforç. Conducta inapropiada respecte a l'estructuració del temps. Té una visió mesquina del temps, només es permet fer ús d'aquest de manera productiva.

Les sensacions que apareixen a l'inici del cicle s'acostumen a ignorar.

Pensament obsessiu (bloqueig mental)

La persona és incapaç d'aturar la xerradissa mental. També viuen amb la creença de que com més temps pensi les coses, millor solucionarà els seus problemes. No existeix la receptivitat necessària per acollir el buit.

Sentiment de culpa neuròtic o un altre sentiment emocional (bloqueig emocional)

El subjecte utilitza un tipus de sentiment que li serveix de comodí per tal d'omplir el temps que hi ha entre la finalització d'un procés i l'inici d'un altre, convertint-se en la figura que capta l'atenció. El sentiment pot ser: culpa paràsita, ansietat, ressentiment, abandonament, inadequació...

www.ingramcontent.com/pod-product-compliance
Lightning Source LLC
Chambersburg PA
CBHW060826170526
45158CB00001B/96